発達障害がよくわかる本

監修 本田秀夫

信州大学医学部
子どものこころの発達医学教室教授

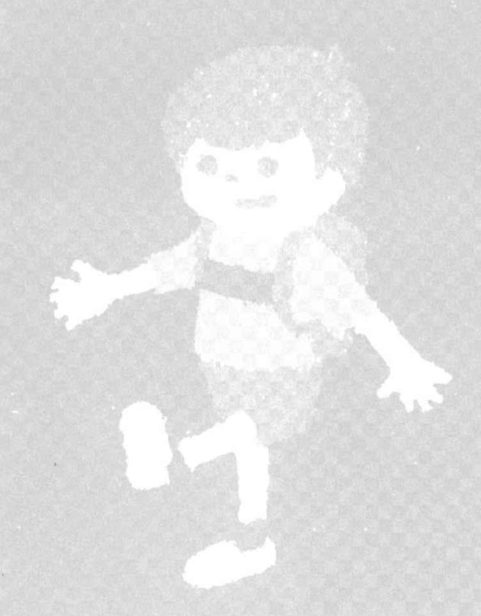

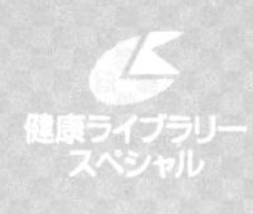

講談社

まえがき

この本は、発達障害の入門書です。発達障害には自閉スペクトラム症（ＡＳＤ）、注意欠如・多動症（ＡＤＨＤ）、学習障害（ＬＤ）など、いくつかの種類が知られており、それぞれを単独で扱った入門書もたくさん出版されています。私自身、これまでにＡＳＤとＡＤＨＤの入門書をこのシリーズでつくってきました。

それでもなお発達障害の入門書をつくったのには、二つの理由があります。ひとつは、発達障害のことをほとんど知らない人が最初に手にとる本が必要だからです。この本で発達障害全体の概要を学んでいただき、個々の発達障害についてさらに知りたい場合は、それぞれの入門書へと進んでいただければと思います。

もうひとつの理由は、ひとりの人のなかで発達障害の特性が重複することが、しばしばあるからです。ＡＳＤの本やＡＤＨＤの本だけ読んでも、「うちの子の特徴にすべて当てはまるわけではない」、「本に書いていない特徴もある」などと感じられる方が多いと思います。近年、症状は一見少ないけれども複数の発達障害の特性が少しずつあるような子どもたちも、発達障害として把握され、適切な支援を受けるようになってきました。このような子どもを理解するには、診断名だけでなく、重複も含めた全体像として理解しないと、適切な対応ができない場合があります。「ＡＳＤ」「ＡＤＨＤ」「ＬＤ」など、個々の発達障害について学んだあと、もう一度この本を読んでいただくことで、発達障害の総合的な理解が深まるのではないかと思います。

発達障害の特性は、「病気の症状」ではなく「発達の多様性」と考えるほうがわかりやすいです。特性があっても、理解のある環境で無用なストレスを受けずに生活していれば、障害といえるほどの支障はある程度防ぐことができます。そのためには、子どもの特性を適切に理解することが重要です。

本書では、発達障害の定義や分類、理解・対応のポイント、専門家への相談の仕方、家庭や学校でできることを、わかりやすく解説しています。発達障害について知りたいと思ったときに最初に手にする本として、またある程度の知識を学んだあとにもう一度総合的に子どもの特性をとらえるヒントを得るための本として、本書をぜひ活用してください。

信州大学医学部 子どものこころの発達医学教室 教授

本田秀夫

健康ライブラリー
発達障害がよくわかる本

目次

1 発達障害とはなにか

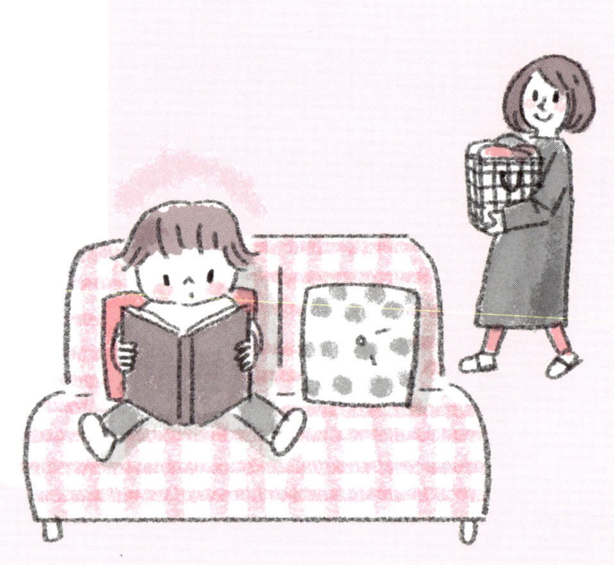

2 「障害」をどう考えるか

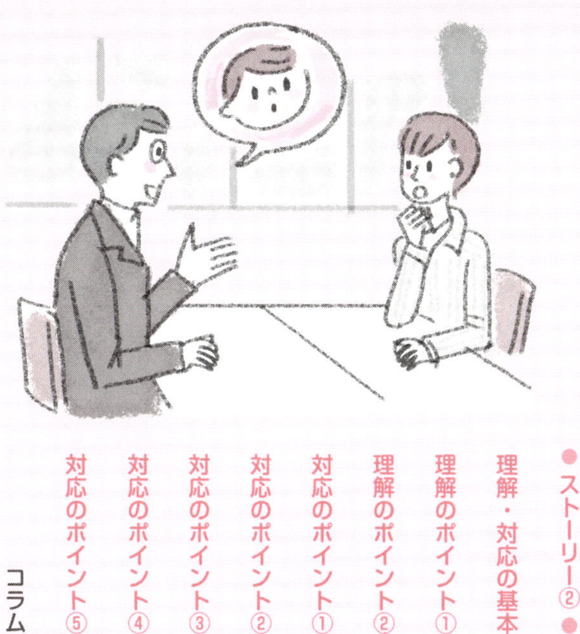

3 誰に相談すればよいのか

4 家庭で親ができること

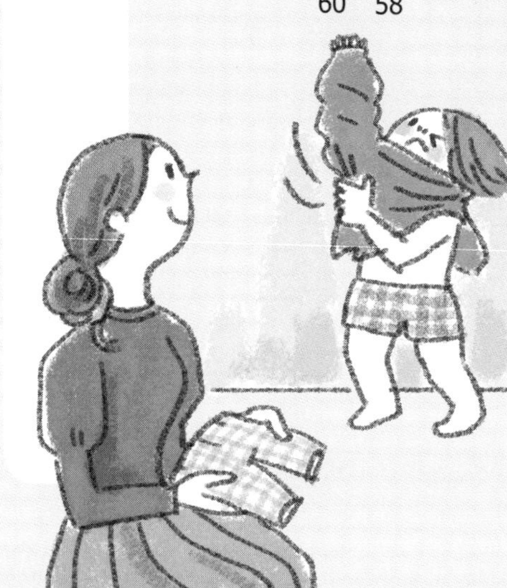

5 学校や地域で受けられる支援

発達障害をどう考える？

発達障害のとらえ方がいま、変わりつつあります。現在は「ASD」などの診断にそって対応することが一般的ですが、より総合的で詳細な理解・対応も重要です。

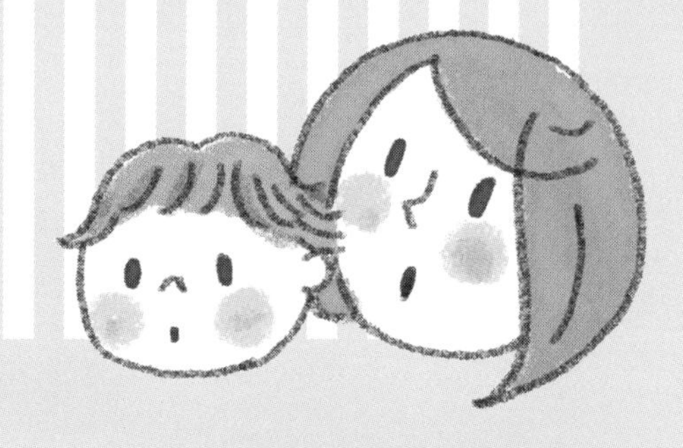

診断中心の考え方

どの障害と診断されるのか？

現在、発達障害を考えるときの基準は主に「診断」です。「ASD」などの診断を受け、その特性を理解し、障害別の対応をすることが一般的です。しかし、ほかの特性が重複している場合、気をつけないと、対応が部分的になるおそれがあります。

発達障害の診断

ASD
（自閉スペクトラム症）

ADHD
（注意欠如・多動症）

LD
（学習障害）

ほかに知的障害や発達性協調運動症などがある

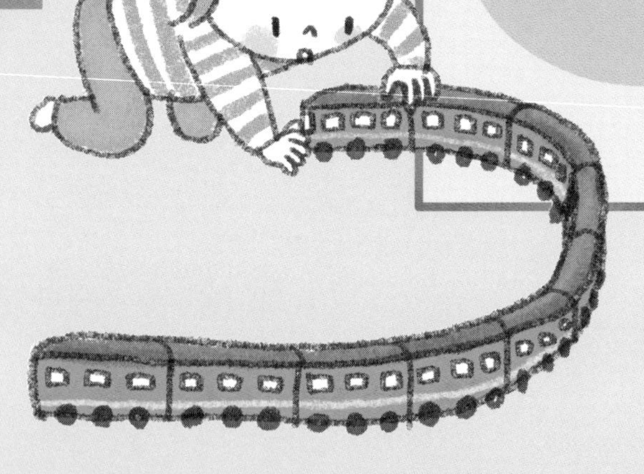

ASDの診断を受けて、子どもの遊び方などにみられるこだわりの強さを理解し、その対応を考える

本田先生のワンポイント解説

発達障害はしばしば重複します

なぜ、総合的な見方が必要とされるのか。

それは、発達障害がしばしば重複するものだからです。

発達障害の子には、診断された障害の特性だけでなく、ほかの障害の特性がみられる場合があります。そのため、ひとつの診断だけにとらわれていると、子どもの特性を理解しきれないことがあるのです。

診断を参考にしながら、特性を理解しましょう

とはいえ、もちろん診断も重要です。診断を受けて子どもの基本的な特性を理解し、それに加えて、重複する障害の特性へと理解を広げていきましょう。

本書はそのような視点で、発達障害を総合的に理解し、その子に合った個別的な対応や支援を考えることを大切にしています。

発達障害の特性

対人関係が苦手

こだわりが強い

落ち着きがない

うっかりミスが多い

勉強が苦手

運動が苦手

知的能力の違いや、感覚面の違いなどもみる必要がある

総合的なとらえ方

どんな特性があるのか？

診断を理解のベースとしながらも、それだけにとらわれず、子どもの「特性」を幅広くみることが重要です。ASDと診断された子に、ADHDやLDの特性がある場合には、それらの特性もふまえて総合的に対応していきます。

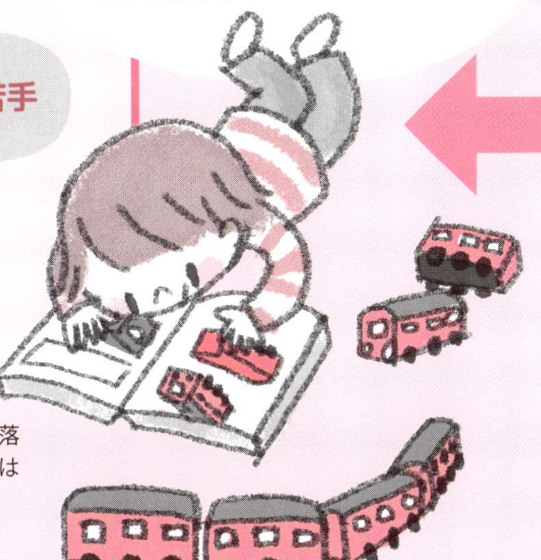

ASDでも、ADHDの特性もあり、落ち着きのない子もいる。その場合には対応を柔軟に調整する

これからの考え方

どう対応していけるのか？

発達障害への対応は、理解からはじまります。医師などの専門家に相談しながら、発達障害についてよく考え、子どものことを理解していきましょう。理解が深まれば、必要な対応や支援もわかってきます。

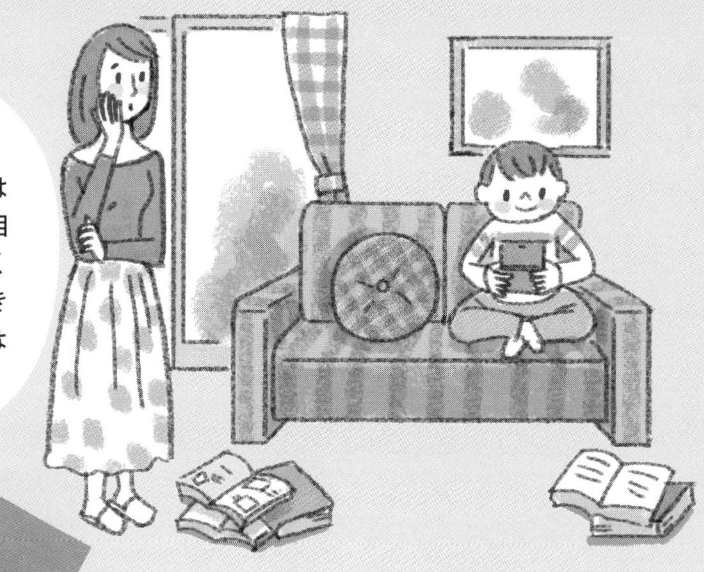

子どもの日々の考え方や行動の仕方をよくみて、その子の特性を理解していく

発達障害を学ぶ

「発達障害とはなにか」という基礎知識を得る。また、なにが「障害」なのか、時間をかけて考え、学んでいく

（第１章・第２章へ）

先生や医師と相談する

園や学校、医療機関などに子どものことを相談する。相談を通じて、全員で子どもへの理解を深めていく

（第３章へ）

生活を整える

理解できたことにそって、生活を整えていく。子どもが本来の力を発揮しやすい環境を用意する

（第４章へ）

支援を受ける

福祉的・教育的な支援のしくみを知っておく。子どもが必要としたときには支援を積極的に活用する

（第５章へ）

本田先生のワンポイント解説

そもそも「障害」とは

発達障害の「障害」とは、本人が生活面で困っているということです。それは、まわりの人が理解し、対応や支援をすれば、軽減していけることでもあります。

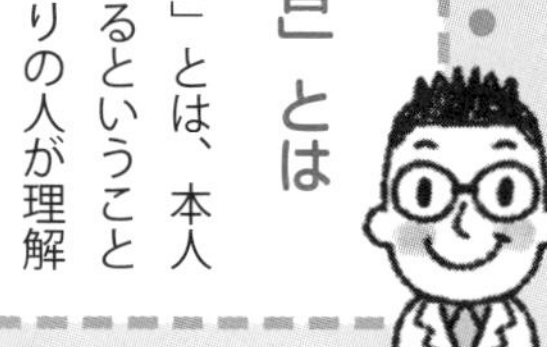

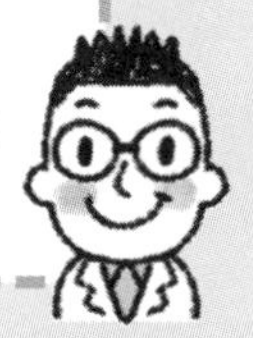

1 発達障害とはなにか

発達障害とは、発達の特性によって、
生活上の支障が起こることです。
特性の現れ方で、ASD や ADHD など
いくつかの種類に分けられますが、
しばしば、複数の種類が重複します。

キーワード

- 発達の特性
- 生活上の支障
- 発達障害の重複

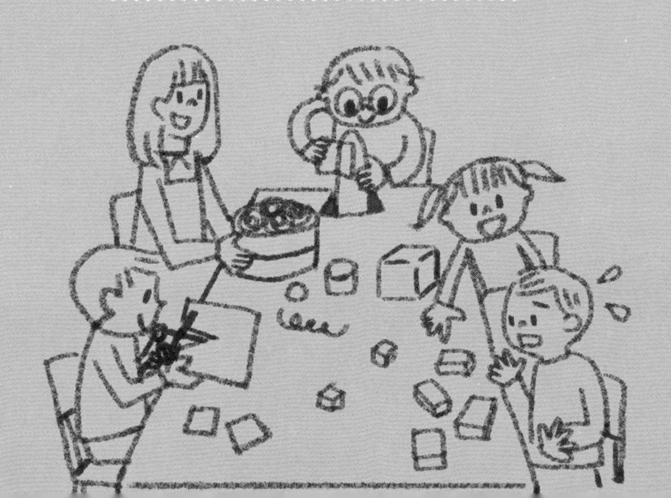

ストーリー①

子どもに発達障害があるかもしれない……

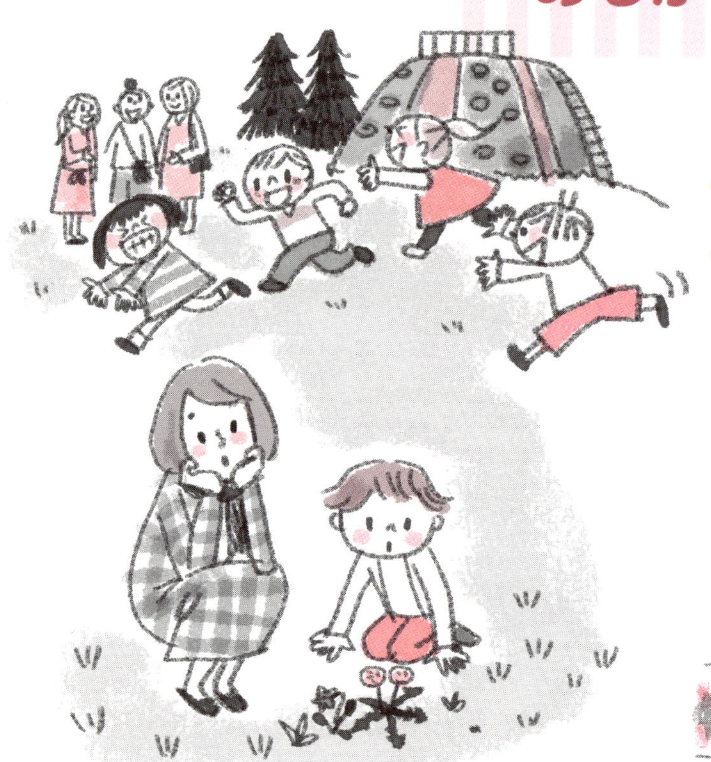

1

5歳の長男が、ほかの子どもたちとどこか違ってみえます。ママ友どうしで子どもたちを公園に連れて行くと、うちの子だけ、ひとりで遊びたがるんです。

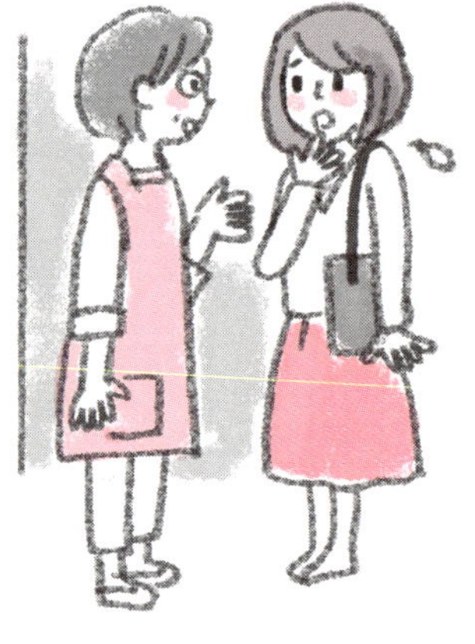

2

保育園の先生にも「集団活動はしない」と言われます。園庭ではひとりで植物や虫などを観察することが好きで、部屋でも図鑑をみたり、虫の絵を描いたりしているそうです。

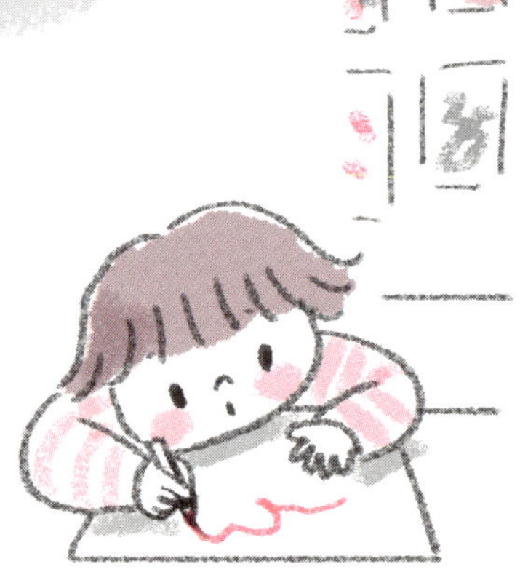

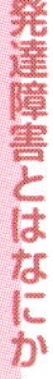

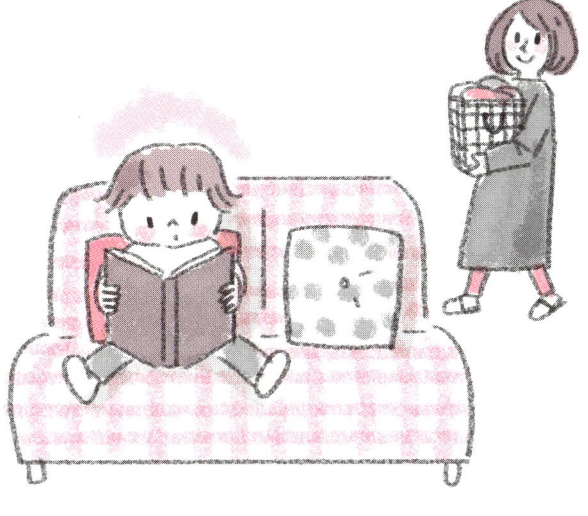

3

「読書や絵が好きでおとなしい子」なのだと思いますが、私たち家族との間でも会話をすることが少なく、心配です。このまま友達ができなくて、大丈夫かな……。

4

　長男についての心配をインターネットで何気なく調べていたら「発達障害」の解説が出てきました。長男に当てはまることがいくつもありました。

　最近では、子どもの生活面の悩みをきっかけとして、発達障害の可能性に気づく人が増えています。その気づきは、親としては悩みにもなるわけですが、子どもを理解するための第一歩でもあります。大切な気づきです。

POINT

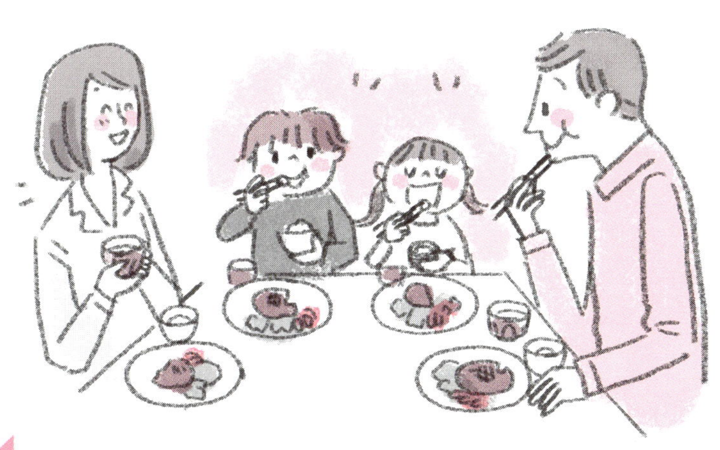

5

　わが家には３歳の長女もいますが、彼女は友達も多く、おしゃべりもよくします。長男と長女では、違いがあるのは確かです。長男は発達障害なのでしょうか。

26 ページへ続く

発達の特性によって生活に障害が起こること

発達の特性とは

発達障害の子には、特有の性質があります。それを特性といいます。特性は、背の高さや利き腕と同じようなものです。

発達の特性

子どもが生まれもっている特有の性質。発達障害の子の場合には「認知特性」と「行動特性」があり、それらが総合的に「対人関係が苦手」「落ち着きがない」などの生活上の特性として現れている。

認知特性

見方や聞き方、感じ方など、ものごとの認知の仕方にほかの子との違いがある。記憶の強さや仕方が違う子もいる

行動特性

話し方や学び方、体の動かし方など、行動の仕方にほかの子との違いがある。行動を調整することが難しい

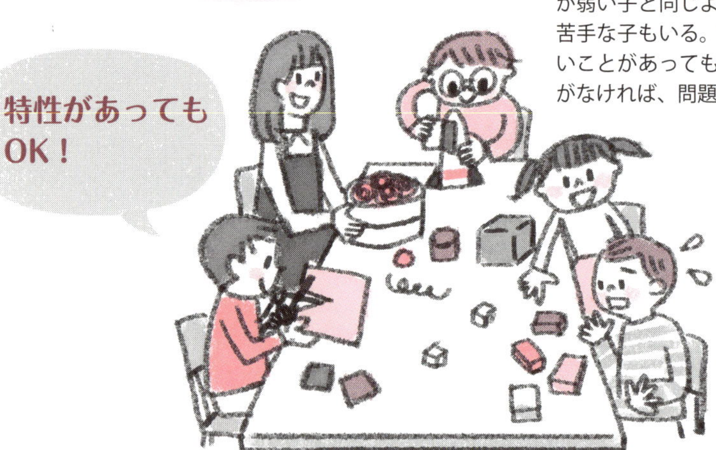

左利きの子、背が高い子、視力が弱い子と同じように、会話が苦手な子もいる。苦手でできないことがあっても、生活に支障がなければ、問題はない

生活に支障が出ると問題に

発達の特性があることによって、子どもの生活に支障が出てしまった場合には、障害が起きているといえます。そのような状態を「発達障害」といいます。

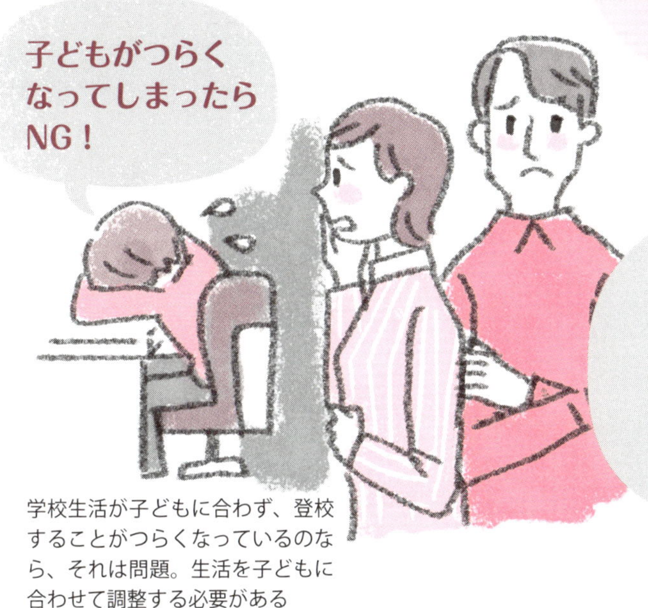

学校生活が子どもに合わず、登校することがつらくなっているのなら、それは問題。生活を子どもに合わせて調整する必要がある

特性に合った生活

発達の特性に合った生活をしていれば、子どもはあまり困らない。生活上の支障というほどの問題は起こらず、その子らしく暮らしていける

特性に合わない生活

発達の特性に合わない生活をしていると、生活上の支障が出てしまうことが多い。そのような状態になると「発達障害」と診断され、必要な支援を受ける

生活上の支障がポイントに

一般的に、発達障害とは、発達の特性によって生活上の支障が出ることをいいます。

特性があっても生活上の支障がなければ、障害があるとは考えません。支障があるかどうかがポイントになります。

本田先生のワンポイント解説

特性の強さには違いがあります

発達の特性の現れ方には、人によって違いがあります。

特性が強く現れている人の場合には、その特性に合わせて生活を調整しても、生活上の支障が残りやすくなります。

生活を調整するだけでなく、発達障害の診断や福祉的・教育的な支援（第5章参照）を受けることが必要となる場合があります。

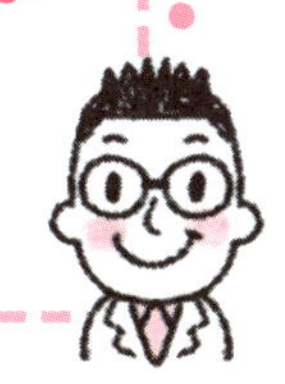

いくつかの種類が重なり合う場合が多い

発達障害にはいくつかの種類がある

発達障害にはいくつかの種類があり、代表的なものは以下の3種類です。

発達障害　発達の特性によって生活上の支障が出ている状態。特性の現れ方によって、いくつかの種類に分けられている。

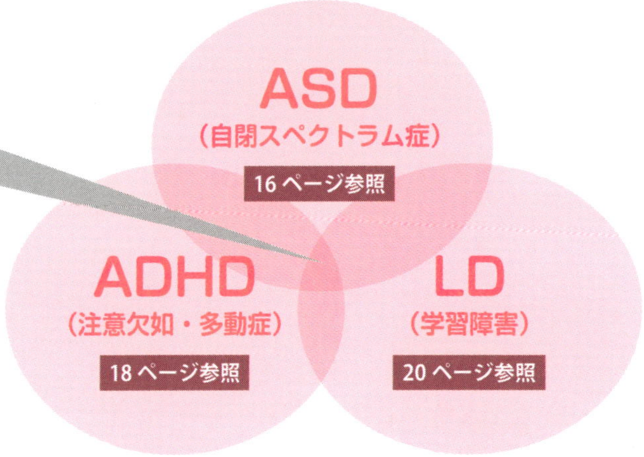

ASD
（自閉スペクトラム症）
16ページ参照

ADHD
（注意欠如・多動症）
18ページ参照

LD
（学習障害）
20ページ参照

ほかに知的障害や発達性協調運動症などがある

多くの場合、なんらかの重複がある

現在は、発達障害を数種に分けて理解し、対応することが一般的です。しかし実際には、発達障害の子が一種にだけ該当するケースは、それほど支障にならないことが多いのです。生活に支障がある場合の多くは、複数種が重複しています。重複の仕方は個々に異なりますが、よくみられるのは、ASDの特性とADHDの特性が重複しているケースです。

そのようなケースでは、ASD向けの対応を基本的におこないながら、ADHDの特性にも配慮する必要があります。発達障害は重複しやすく、重複した場合には対応の調整が必要になるのです。

重なる場合が多い

発達障害はいくつかの種類に分けられていますが、実際には、しばしば複数の種類が重なり合って現れます。重複の仕方は子どもによってさまざまで、典型例を示すことができません。ここでは重複した場合の例をいくつか紹介します。

ASD + ADHD の例

不用意な発言によるトラブルなど、対人関係の悩みが多くなる。特別な配慮が必要に
（対応は 69 ページへ）

ASD + ADHD + LD の例

複数の特性が重なり、支援のポイントがみつけにくくなる。専門家との相談がより重要に
（対応は 75 ページへ）

ASD + LD の例

文字や数字の読み書きが苦手になり、ASD 向けの視覚的な支援にアレンジが必要になる
（対応は 77 ページへ）

ASD のこだわりと、ADHD の気が散りやすい特性が重なると、こだわりが弱くなります。集中力と落ち着きのない様子がどちらもみられ、親や先生は混乱しがちです。
（対応は 71 ページへ）
POINT

ADHD + LD

勉強が苦手なうえに集中するのが難しい。自信を失いやすく、学習面の対応が重要に
（対応は 73 ページへ）

ミニコラム

医学的にはDSMやICDが目安になる

発達障害の種類は、医学的に規定されたものです。医師はDSMとICDという二つの医学的な診断基準を主に使って、発達障害の診断をおこなっています。

本書もDSMの規定にそって発達障害を解説しています。次ページ以降でASDなど主な発達障害の特性を解説しますが、それもDSMに準じたものです。

ただし「発達障害」や「LD」などいくつかの名称は、DSMの専門用語ではなく、一般的な呼び方を使用しています。

DSM による発達障害の分類

神経発達症群（発達障害）
- 知的能力障害群（知的障害）
- コミュニケーション症群
- ASD：自閉スペクトラム症
- ADHD：注意欠如・多動症
- SLD：限局性学習症（LD：学習障害）
- 運動症群
- チック症群
- ほかの神経発達症群

※（　）内は本書が使用している、一般的な名称

ASD（自閉スペクトラム症）対人関係の困難とこだわり

ASDの主な特性

ASDにはさまざまな特性がありますが、診断基準のDSMでは、コミュニケーションや対人関係の困難と、興味などのかたよりが主な特性とされています。ここではその基準をベースにして解説していきます。

ASD

Autism Spectrum Disorder。自閉スペクトラム症。自閉症スペクトラム障害ともいう。

コミュニケーションなどの困難

DSMでは「社会的なコミュニケーション」と「対人的な相互反応」に継続して問題がみられることが特性とされている。つまり、社会や人との関わりに困難がある

興味などのかたより

DSMでは「行動」「興味」「活動」にかたよりがあり、それが繰り返されることが特性とされている

感覚の異常

視覚や聴覚、触覚などの感覚機能に異常があり、感じ方が大多数の人と違う。特定の音を嫌がる場合などがある

情報への志向性

具体的で視覚的な情報を好む傾向がある。その反面、「だいたい」などの曖昧な情報には注意や意識が向きにくい

関係理解の弱さ

人の立場の変化など、相対的な関係の理解が難しい。たとえば子どもの頃に「ただいま」「おかえり」の使い分けを間違えるなど

記憶の強さ

特定のものごとを強く記憶する。日付などの事実を覚える場合が多いが、つらい出来事が忘れられなくなることもある

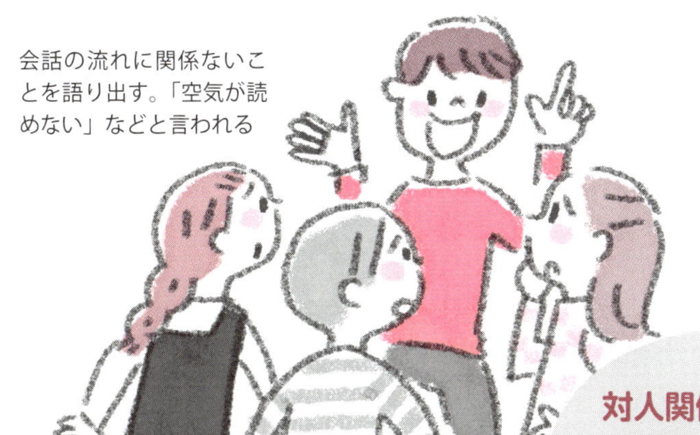

会話の流れに関係ないことを語り出す。「空気が読めない」などと言われる

集団行動が主な悩みに

ASDの特性は、生活面では「対人関係が苦手」で「こだわりが強い」という特徴となって現れます。その結果、集団行動をすることが難しくなり、それが主な悩みとなります。

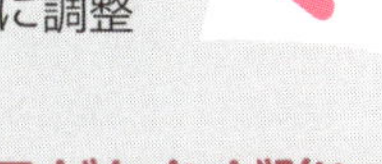

対人関係が苦手

コミュニケーションや関係理解の困難があるため、対人関係が苦手に。とくに、対人関係を臨機応変に調整することが難しい

相手の意図を察し、相手に合わせてコミュニケーションをとることが苦手

話し方に独特のスタイルがみられる。妙に大人びた言葉遣いをするなど

こだわりが強い

興味などのかたよりが、こだわりの強さとして現れる。自分のやり方やペースなどを、ほかのことよりも優先したがる傾向がある

趣味がかたよる。電車やゲームなど、特定のことに極端にくわしくなる

手順や道具、ルールなどにこだわる。状況に合わせて調整することが難しい

本人なりの社会参加をサポートする

ＡＳＤの子には「対人関係が苦手」で「こだわりが強い」という特性があります。

それが主に集団行動の悩みとなるわけですが、本人を集団に無理やり適応させせようとすると、問題はより深刻になります。

本人のやり方を変えようとするのではなく、その子なりのスタイルで社会参加できるようにサポートしましょう。それが対応の基本です。

重複している特性への理解と対応が重要に

近年、学校などでＡＳＤへの理解が広がり、ＡＳＤ向けの対応がおこなわれています。しかし、すでに解説した通り、ＡＳＤはほかの発達障害と重複しやすいものです。今後は重複への理解と対応も重要となるでしょう。

発達障害の種類②

ADHD（注意欠如・多動症）そそっかしさが特徴

ADHDの主な特性

ADHDの特性は大きく2つに分けることができます。両方の特徴がある子もいますが、多動性・衝動性が強いタイプの子や、不注意が強いタイプの子もいます。

ADHD

Attention-Deficit / Hyperactivity Disorder。注意欠如・多動症。注意欠如・多動性障害ともいう。

多動性

よく動き、じっとしていられない。順番を待つこと、静かに座っていることなどが苦手

衝動性

思いついたら行動してしまう。急に動き出すことや、思いつきで発言することなどが目立つ

不注意

気が散りやすく、見落としが多い。忘れ物をすることや、話の聞き忘れなどが多くなる

一言で言うと「そそっかしい」

あわてて行動してミスをしてしまうことは、誰にでもあるのではないでしょうか。それが人よりも極端に多く、困っているのが、ADHDの子どもたちです。

彼らの特性は、医学的には多動性・衝動性および不注意の二種類に分けられますが、これは一言で言えば「そそっかしい」ということ。極端にそそっかしい子どもとして、理解していきましょう。

もともと落ち着きがなく、勉強などが苦手になりやすいタイプですが、ASDやLDが重なると、苦手なことが増えます。特性が重複している場合には、より丁寧な対応が必要となります。

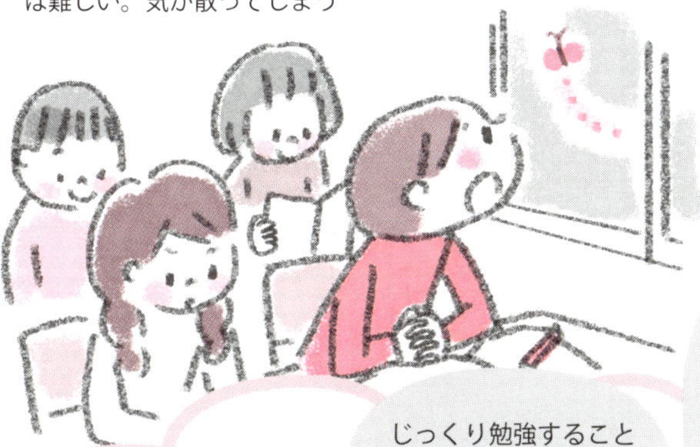

比較的好きな教科の勉強でも、長時間集中し続けることは難しい。気が散ってしまう

ミスの多さが悩みに

ADHD の特性は、生活面では落ち着きのなさや、ミスの多さとして目立ちます。子どもはまわりの人から「しっかりしなさい」などと注意されがちです。

生活面では

落ち着きがない

多動性・衝動性の特性が、落ち着きのなさとして目立つ。学校や外出先などで静かにしなければいけないときに、じっとしていられない

不注意の特性が、ミスの多さとして目立つ。とくに、うっかりして失敗することが多い。忘れ物や遅刻、記憶違いなどが頻繁に起こる

じっくり勉強することが苦手。先生の話や宿題など目の前の課題に集中することが難しい

身のまわりのことが苦手。服装や持ち物などを管理できない。部屋が片付かない

活動の切り替えが苦手。早く飽きることもあれば、モタモタしていて遅れることもある

忘れ物が多い。持ち物を忘れるだけでなく、話の内容や予定なども忘れやすい

学校生活では忘れ物が多発する。仕方なく、毎日全教科の教科書を持ち歩く子もいる

本田先生のワンポイント解説

明るくめげないキャラクターが魅力です

ADHDの子はそそっかしく、確かにミスが多いのですが、その反面、多少ミスをしてもめげずに明るくしていられるという長所ももっています。発達障害の子を理解するときには、そのような視点で、苦手なことの裏にある長所に目を向けることが大切です。

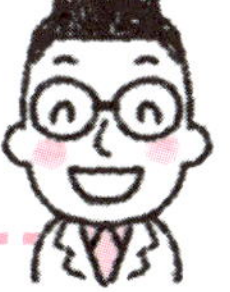

発達障害の種類③

LD（学習障害）読み書きや計算が苦手に

勉強で極端に困る

LDの特性がある子には、読み書きや計算の基本的なスキルを習得することが困難です。そのために、勉強面で悩みが生じます。

LD

Learning Disorders。学習障害。DSMの最新版ではSLD（限局性学習症）と記載されているが、一般的にはLDと呼ばれることが多い。医学的には「読むことの困難」「書くことの困難」「計算の困難」が主な特性と考えられている。

生活面では

勉強が苦手

読み書きや計算が極端に苦手なため、学校の教科学習が苦手になりやすい。苦手な部分は子どもによって異なる

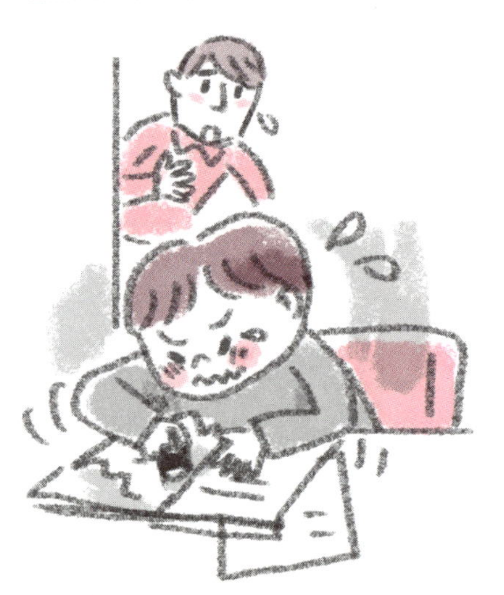

字を書くことが極端に苦手な子の場合、内容が理解できていても、書くことに時間がかかる

学校生活でとくに困る

ＬＤの子は、読み書きや計算を苦手としています。幼児のうちは問題が起こりにくく、学校で教科学習にとりくみはじめると、困難が表面化していきます。

学校生活では、授業やテストで読み書きと計算のスキルが必要になります。ＬＤの子には、それが悩みとなります。家庭生活の悩みよりも、学校生活の悩みが多くなりがちです。

ＡＤＨＤなどの特性が重複すると勉強がより苦手になることもあり、支援も手厚くする必要があります。

発達障害の種類④

知的障害や運動の障害も含まれる

重複しやすいので理解しておきたい

知的障害や運動の障害が、ASDやADHD、LDに重複することがあります。重複している場合には対応が必要になるので、発達障害の特性のひとつとして、理解しておきましょう。

生活面の悩みはほかにもある

知的障害や運動の障害なども、重複しやすい特性として把握しておきましょう。

知的障害

全般的な知的能力の発達の遅れ。知能検査によって、その程度を判定することが多い。

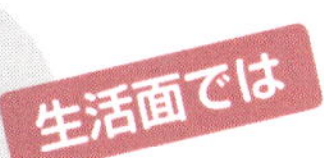

知識の習得などに遅れや困難が生じることがあり、生活全般に支援が必要となる

DCD

Developmental Coordination Disorder。発達性協調運動症。主な特性は「手先が不器用」または「全身運動が苦手」。両方みられる場合もある。

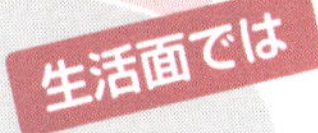

運動が苦手

体の使い方がぎこちない。体育や図工の授業が苦手に

DCDの特性があると球技などが苦手になりやすい。ほかの子に注意されてしまう場合もある

DSMではコミュニケーション症群やチック症群なども発達障害に含まれている。

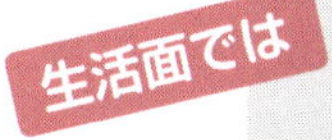

コミュニケーションが苦手になる子や、チックがあり体が小刻みに動いてしまう子もいる

無理解な環境では、二次障害が起こる

本人の問題ではなくまわりの人の問題

二次障害とは、発達障害が放置され、子どもに強いストレスがかかって、さらなる生活上の支障が起こってしまうことです。

いじめや不登校、身体症状や精神症状など、さまざまな種類の二次障害がありますが、原因の多くはまわりの人の理解不足や、不適切な対応にあります。

二次障害が起こってしまうと、発達障害の子は、もともとできていたことや得意なことにも、自信を失ってしまう場合があります。

まわりの人が子どもの発達の特性に早く気づき、適切に理解し、対応して、二次障害を防ぐことがきわめて重要です。

無理解は無理な要求につながる

これまで解説してきた通り、発達障害の子にはさまざまな特性があります。それを理解しないまま、子どもにものごとを教えようとすると、その子にとっては無理な要求となってしまうことがあります。

発達障害

発達の特性による悩みや問題は「一次障害」にあたる。発達障害を理解し、適切な対応や支援をおこなえば、生活上の支障をある程度、軽減できる。

無理解な対応

生活上の支障が出ているにもかかわらず、子どもの特性を理解しないで、一般的な教育や助言をおこなうと、子どもをますます苦しめてしまう

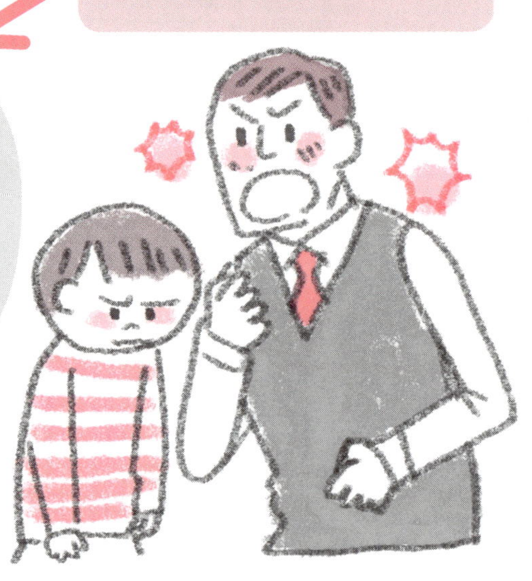

子どもは苦手なことを要求され、努力してもうまくいかず、厳しく叱責されてしまう

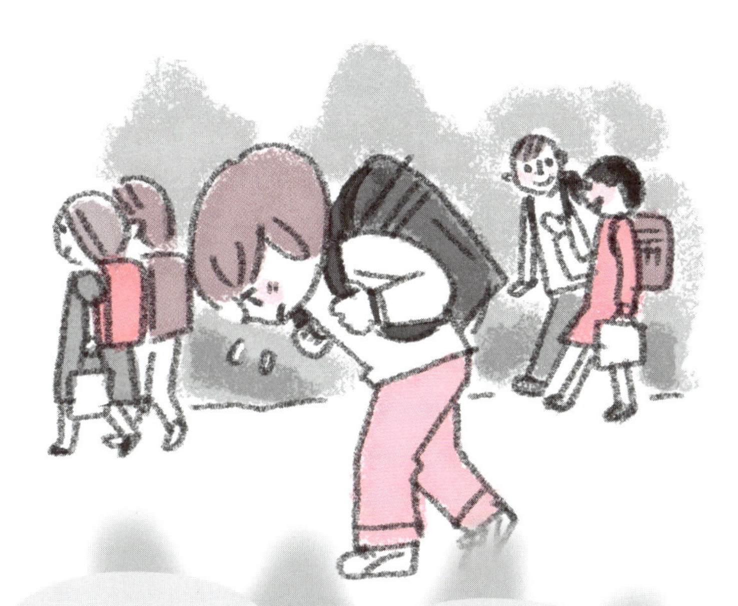

二次障害を引き起こす

発達障害への理解が不足したまま、不適切な対応を続けていると、生活上の支障が拡大して二次障害が起こることがあります。

同級生や先生の理解が得られず、学校に行くことがつらくなって、頭痛などの身体症状や、うつなどの精神症状が出てしまう場合がある

二次障害

発達の特性による生活上の支障とは別に、ストレスなどによって二次的な支障が引き起こされること。心身の調子がくずれ、社会生活が送れなくなるなど、深刻な事態に陥る。

ストレスが強くなり、頭痛などの**身体症状**が出たり、**チック症状**が激しくなったりする

不用意な発言など対人関係のトラブルから、園や学校などで**いじめ**を受けてしまう

うつになって意欲が低下する子もいる。それによって**適応障害**となる場合もある

学校生活での失敗が多く、プレッシャーを感じて**不登校**や**ひきこもり**になってしまう

失敗することへの不安や緊張が高まり、**不安症**や**強迫症**の状態になる子もいる

過去の嫌な記憶が急に思い出され、**フラッシュバック**のような現象が起こる

本田先生のワンポイント解説

ASDの子には過剰適応の可能性があります

ASDの子に二次障害が起きている場合、子どもが環境に過剰適応していることがあります。

子どもが、特性への理解が得られない状況で、まわりの人に合わせようとして、無理をしているというケースです。子どもの心身に負担がかかり、うつや不安などの精神症状が出やすくなります。

COLUMN

大人の発達障害とはなにか

発達の特性は大人になっても残るものですが、
子どもの頃と大人になってからでは、特徴の現れ方が変わる場合があります。

発達の特性は大人になっても残る

発達の特性は、生まれながらに存在します。子どもが成長するにつれて特性も発達し、変化しますが、消えることはありません。

特性は大人になっても残りますが、子どもの頃とは現れ方や悩みごとが変わる場合があります。

たとえばADHDでは、大人になると多動性・衝動性は多少おさまり、目立ちにくくなりますが、不注意は仕事上のミスなどの形で、目立ちやすくなります。

発達の特性は成長とともに変化するものです。理解や対応も、子どもの成長に合わせて見直していきましょう。

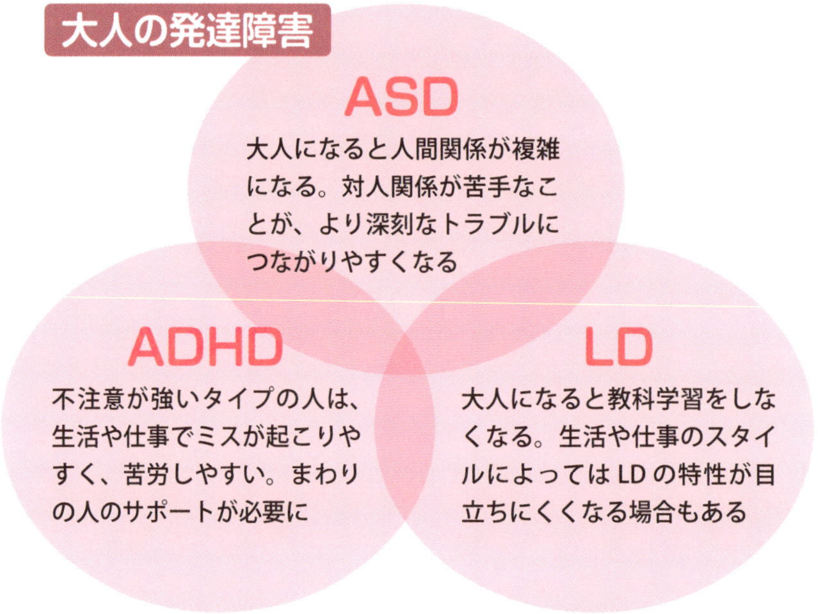

大人の発達障害

ASD

大人になると人間関係が複雑になる。対人関係が苦手なことが、より深刻なトラブルにつながりやすくなる

ADHD

不注意が強いタイプの人は、生活や仕事でミスが起こりやすく、苦労しやすい。まわりの人のサポートが必要に

LD

大人になると教科学習をしなくなる。生活や仕事のスタイルによってはLDの特性が目立ちにくくなる場合もある

2 「障害」をどう考えるか

発達障害を「発達の病的な遅れ」ではなく、
「発達の一種の多様性」と考えましょう。
まわりの人がそのように理解し、
子どもにストレスやトラウマを与えないようにすれば、
「障害」となるような支障は起こりにくくなります。

キーワード

- 一種の多様性
- ストレスとトラウマ
- 過剰適応

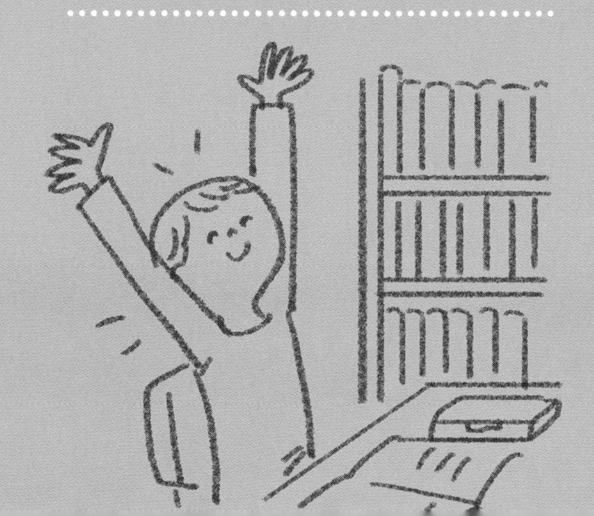

ストーリー②

この子には「障害」があるの？

1

5歳の長男に発達障害の可能性を感じはじめて数ヵ月。ほかの子ができていることで、うちの子だけがパニックになる場面があり、やはり発達障害なのかと感じます。

保育園や幼稚園での集団活動をみると、どうしてもわが子とほかの子の違いが気になるものです。「あの子は○歳でもう字が読める」などと、年齢や能力を比べてしまうのです。それも仕方のないことですが、子どもの発達には本来、ノルマはありません。
（28ページ参照）
POINT

2

とくに苦手なのが、持ち物の管理です。保育園の行事で持ち物が増えると、混乱してしまうようです。行事の前には、説明の時間をとるようにしています。

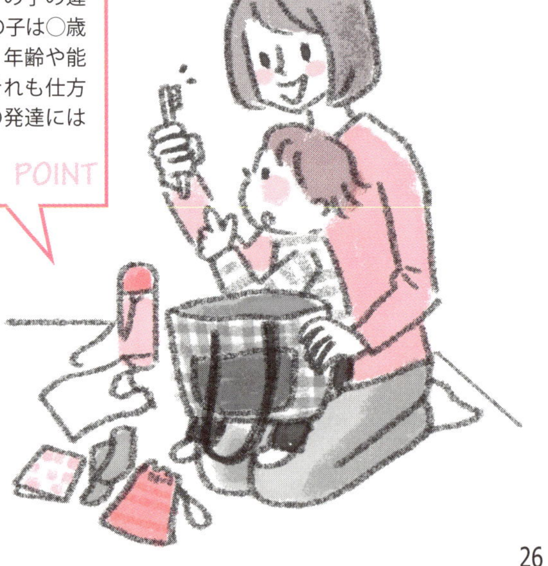

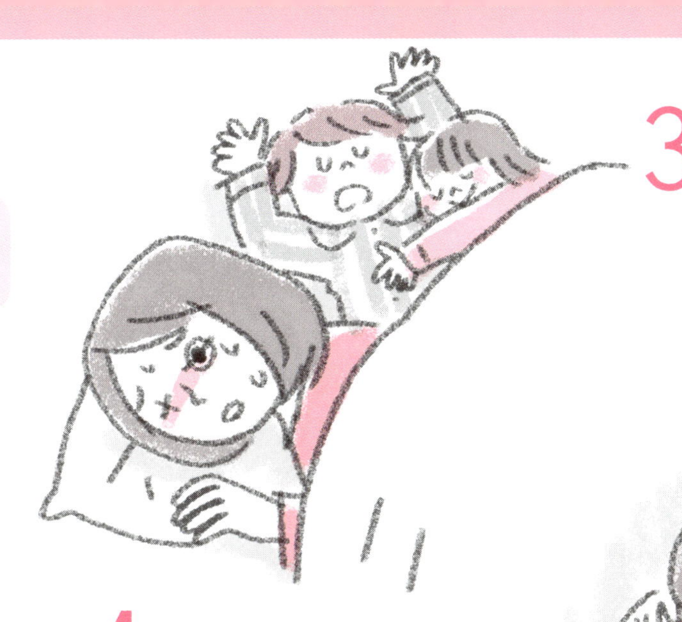

3

一つひとつの問題に、いまはどうにか対処できています。でもこの先、問題がもっと増えたらどうなるのかと不安です。心配でたまらず、夜中に目が覚めてしまうことがあります。

4

「自分の子育てが悪かったのだろうか」と感じる日もあります。夫は「大丈夫」だと言ってくれますが、長男の発達には問題があるように思えて仕方がありません。

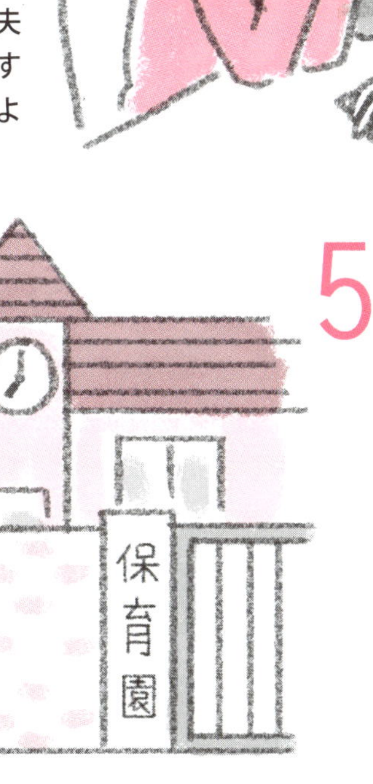

5

長男には「障害」があるのでしょうか。発達障害とは、いったいどのような「障害」なのでしょうか。どう考えればよいのか、わかりません。

46ページへ続く

理解・対応の基本

障害と考える前に「一種の多様性」として理解する

病的な発達と思われがち

発達障害はその名称のせいか「発達の病気」や「発達の遅れ」として理解されがちです。しかしそのように理解すると「病気を治そう」「遅れをとり戻そう」という考えになりやすく、誤った対応につながります。

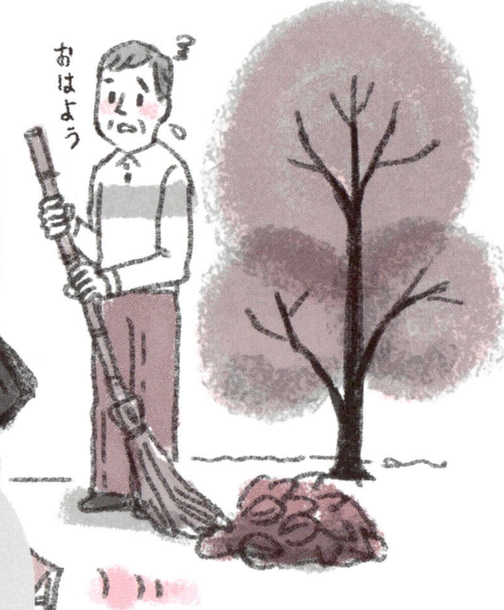

発達障害を誤解している人は、発達の遅れで「あいさつの習慣」が身についていないなら、練習をさせようと考える。しかしそれは子どもの負担となる

発達障害は発達の病的な遅れ？

発達障害を、本来であれば正常に発達するはずの子どもに「発達の病的な遅れ」がみられる状態だと理解すると、対応を誤ってしまう

本田先生のワンポイント解説

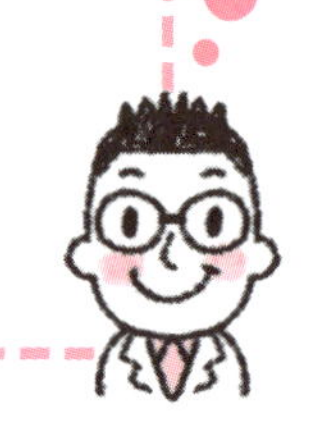

発達にノルマはありません

子育てには目安があります。何歳でオムツがとれ、何歳で言葉を話す、といった目安です。

それらの目安は一定の調査をもとに、子どもの発達の平均値を形にしたものです。ただの調査結果であり、子どもの発達のノルマでも、親の子育てのノルマでもありません。目安の通りに育てることを目標にしないでください。

子どもの発達は多様で、多くの場合、目安の通りにはならないもの。大切なのは、子どもを目安に近づけることではなく、その子の育ち方を理解することです。

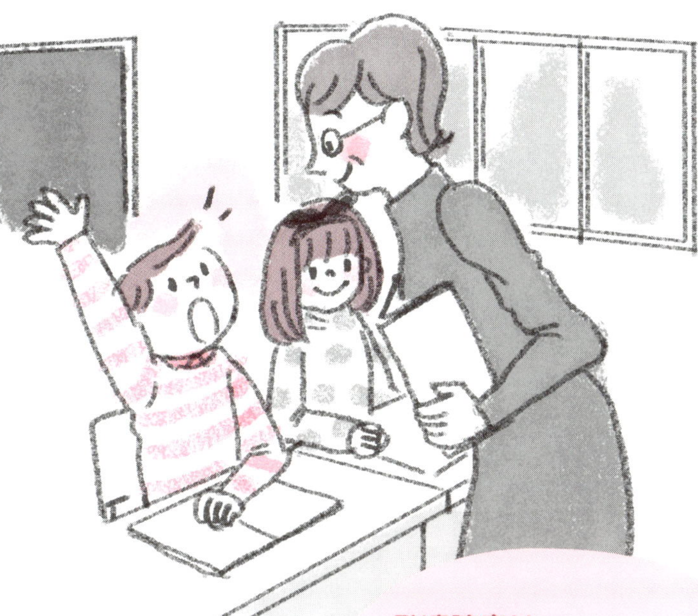

発達の多様性だと考える

発達障害の原因となる発達の特性は、その人のスタイルのようなもの。病気や遅れではなく、ほかの人との「発達の違い」や「一種の多様性」です。それが本来の姿であり、無理に変える必要はありません。

考え方を切り替える！

発達障害は発達の多様性

発達障害を病的な遅れではなく「一種の多様性」と理解し、その子の育ち方がほかの子とどう違うのかを考え、対応していく

形式的なあいさつは苦手で、実質的な会話はできるという子もいる。それを理解し、子どもを無理に変えようとしなければ、いずれはあいさつもそれなりに身につく

病気を発症したわけではない

発達障害の子は、どこかの段階で病気にかかり、正常に発達しなくなったのではありません。

彼らには、生まれながらに発達の特性があります。それがあるとき、ほかの子との発達の違いとして目立ちはじめると、病気の発症や発達の遅れだと認識されてしまうことがあるのです。

病気ではなく、多様性として理解する

すでに解説した通り、発達の特性はそれ自体が障害にならないことも多いものです。子どもの特徴であり、個性ともいえます。

それを治すべき病気と考え、変えようとするのは、子どもの個性を否定することになります。そうではなく、一種の多様性として理解し、特性に合わせて対応を工大していきましょう。

理解のポイント①

独特の「発達スタイル」で発達していく

発達障害の子はそれぞれに発達する

発達障害があると、生活のなかで苦手な面が目立ちやすく、それがなかなか解消しないため、まるで「発達しにくい障害」のようにみえてしまうことがあります。

発達障害の子には、確かに苦手なことがあります。それが伸びにくいのは事実です。しかし、彼らには得意なこともあり、それは長所として伸びていきます。

発達障害の子は発達しにくいのではなく、それぞれに独特の「発達スタイル」で発達していくのです。子どもの苦手な面にばかり注目せず、得意な面も具体的に把握することで、その子のスタイルを多様性として理解できます。

得意と苦手を知る

どんな人にも得手不得手がありますが、発達障害の子には、得意な領域と苦手な領域が色濃く存在します。子どもの得意と苦手を具体的に知ることが、理解の第一歩となります。

得意なことの例

発達の特性は長所や得意なことにもなるもの

- **ASD**…興味を追求する、計画的に活動する、視覚的に学ぶ
- **ADHD**…好奇心を発揮する、新しいアイデアを出す
- **LD**…得意な学び方がある

苦手なことの例

発達の特性によって苦手になることもある

- **ASD**…人の気持ちを想像する、興味のないことにとりくむ
- **ADHD**…姿勢よく座っている、事務作業を完璧にこなす
- **LD**…苦手な学び方がある

「視覚的に学ぶのが得意」で「聞いて学ぶのが苦手」と具体的に理解できれば、タブレット機器で写真を示すという対応を検討できる

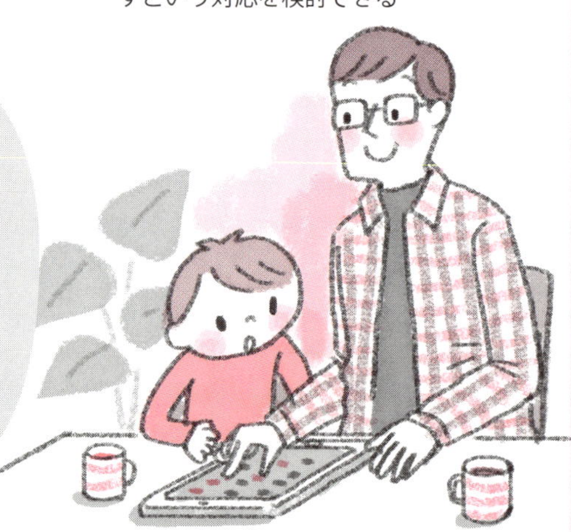

独特の発達を見守る

子どもの独特の発達スタイルを変えようとしないでください。そうではなく、子どもの得意なこと・苦手なことに、生活を合わせましょう。

自尊心が育つ

得意なこと・苦手なことをどちらも肯定し、その子らしく生活できるように環境を整えれば、子どもの自尊心が傷つかず、健全に育っていく

得意をいかす

得意なことは本人がストレスなく実践でき、上達も早い。それを生活にいかす。たとえば「計画的に活動」できるように、1週間の予定を本人と相談する

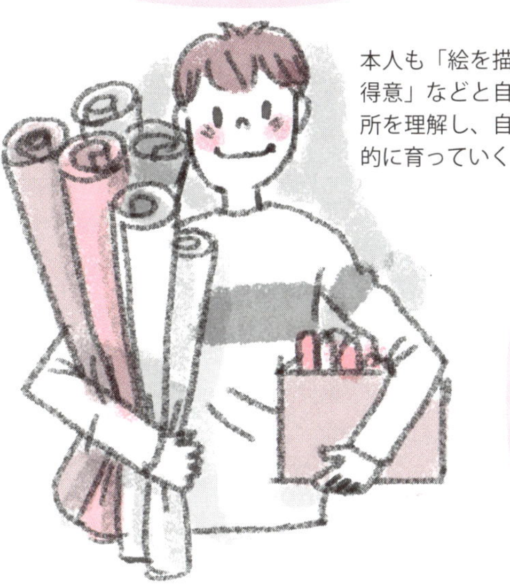

本人も「絵を描くのが得意」などと自分の長所を理解し、自己肯定的に育っていく

スタイルを無理に変えない

得意も苦手も本人のスタイルだと考え、無理に変えようとしない。たとえば「新しいアイデアを出す」ことがやや過剰でも、それを否定しない

苦手を補う

苦手なことは努力しても伸びにくい。まわりの人が補うようにする。たとえば「読む」ことが苦手な子には、画像や音声など、別の方法でものごとを伝える

本田先生のワンポイント解説

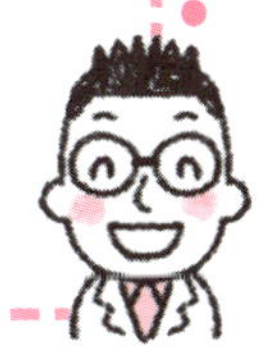

大人になれば帳尻が合うことも

ＡＳＤの子は、小学生の頃にはあいさつの意義を理解できない場合があります。そして「あいさつが苦手」な子と認識されます。

しかしそこで無理にあいさつを教えこまず、その子なりの成長を待つと、子どもが日々の会話を通じてあいさつの意義を理解し、自分からあいさつをするようになる場合もあります。

苦手なことでも、大人になれば帳尻が合う場合もあるのです。

理解の
ポイント②

理解することが先、対応するのはそのあと

無理解な対応は押しつけに

発達障害の子の困難に気づいたとき、その背景にある特性を理解しようとせず、大人の価値観で一般的な対応をおこなうと、子どもを苦しめることがあります。子どもには合わないやり方を、無理に押しつける形になってしまうのです。

発達障害に気づく

子どもの様子をみていて、発達障害の可能性に気づく。乳幼児健診（50ページ参照）などで可能性を指摘される場合もある

とにかく対応する

理解を深める前にあせって対応をはじめると、その時点で目立っている「苦手なこと」の解消を目的としたものになりがち

理解の前に対応をはじめるのは、ボタンをかけ違えたまま、服を着るようなもの。子どもの特性と対応がずれた状態で日々が過ぎていきます。子どもは困難を解消できず、また、大人が無理解なことに失望してしまいます。

POINT

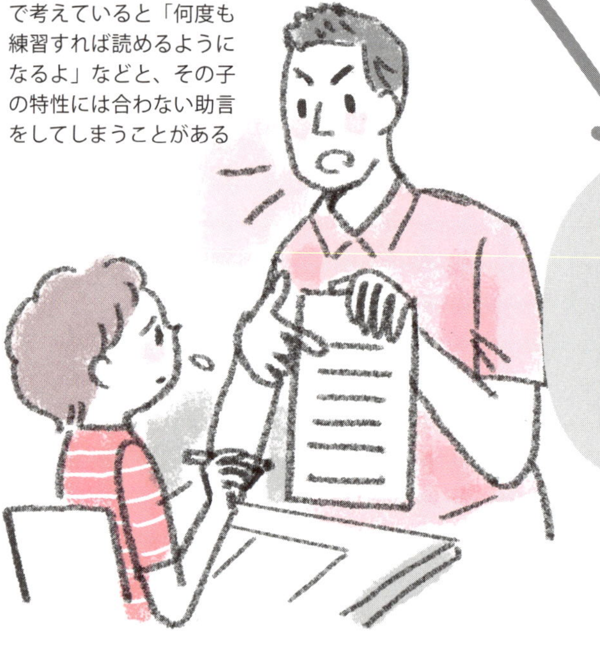

特性を考慮せず、一般論で考えていると「何度も練習すれば読めるようになるよ」などと、その子の特性には合わない助言をしてしまうことがある

価値観の押しつけに

一般論や大人の価値観を押しつける形に。独特のスタイルをもつ発達障害の子には合わない場合が多く、子どもをかえって苦しめてしまう

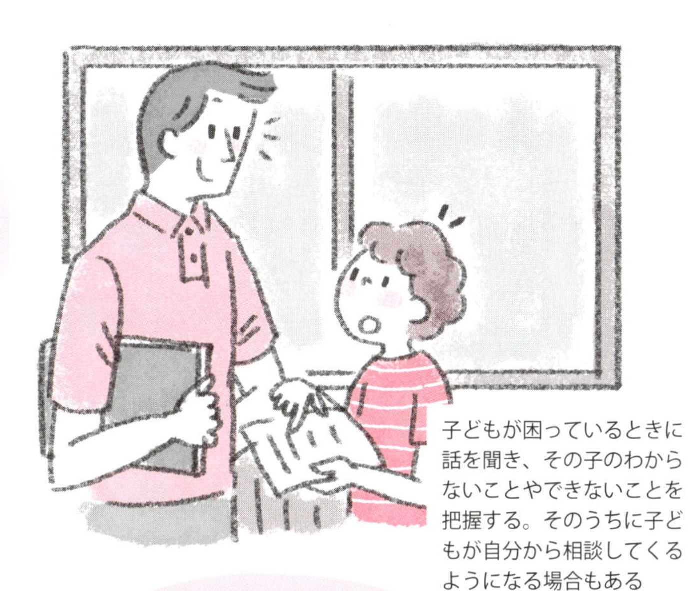

子どもが困っているときに話を聞き、その子のわからないことやできないことを把握する。そのうちに子どもが自分から相談してくるようになる場合もある

理解にそって対応する

発達障害の可能性に気づいたら、まずは理解することを優先しましょう。子どもがどんなことに困っていて、その背景にどんな特性があるのか、本人や先生などの関係者といっしょに考えてください。そして、その理解にそって対応を考えていきましょう。

まずは理解する

子どもが苦手で困っている部分を解消したいと考えるのも当然だが、対応をあせると、うまくいかない場合が多い。まずは悩みを把握し、その背景にある特性を理解していく

そのあとに対応

特性を理解していくと、子どもが困っていたわけがみえてくる。対応はそのあとでよい。理解が深まれば深まるほど、その子に合った対応ができる

発達障害への対応は理解からはじまる

児童精神科医の佐々木正美先生は、発達障害の子を傷つけるのは「無理解なのに熱心な人」だと表現しました。発達障害の当事者から「理解をしてほしい」「理解ができないなら、支援をしないでほしい」と聞いたそうです。

この言葉が示すように、発達障害への対応や支援には、理解することが欠かせません。

本人が困難を説明できるのは一〇歳頃から

特性を理解することは欠かせないのですが、発達障害の子本人が自分の感じている困難を具体的に説明できるようになるのは、早くても一〇歳頃からです。

親や先生などまわりの大人が子どもの特徴に目を向け、その背景を理解しようとつとめることが、きわめて重要なのです。

対応のポイント①

最大の目標は、二次障害を防ぐこと

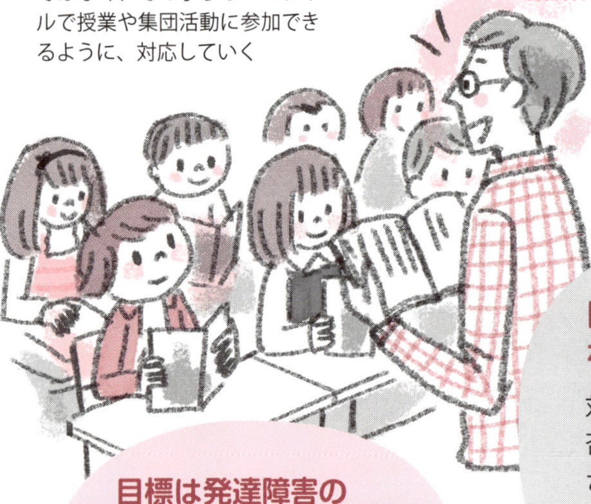

特性が目立たないようにするのではなく、その子らしいスタイルで授業や集団活動に参加できるように、対応していく

対応の目標を確認する

発達の特性が理解できてきたら、対応をはじめる前に、その目標を確認しておきましょう。

×

目標は発達障害の特性を軽減すること？

対応の目標は、発達の特性を否定したり、減らしたり、おさえこんだりすることではない。それは子どもの生き方の否定になる

○

目標は発達障害の二次障害を防ぐこと！

対応の目標は、二次障害を防ぐこと。そのためには発達の特性を肯定的にとらえ、活用できる部分と補う部分を分けて理解することが必要に

早期理解と早期対応で二次障害は防げる

二次障害には、長引くと定着しやすいという特徴があります。不登校などの問題も、うつなどの症状も、長期化すればするほど解消しにくくなるのです。

そのため、早期理解と早期対応が重要なカギとなります。

子どもの特性を早く理解し、早く対応をはじめれば、二次障害は起こりにくくなります。また、すでに起きていたとしても、軽症のうちに手が打てます。

対応の第一歩は、子どもをよく休ませることと、よく相談すること。子どもの苦労を知り、無理をさせないようにすることを、まずは心がけてください。

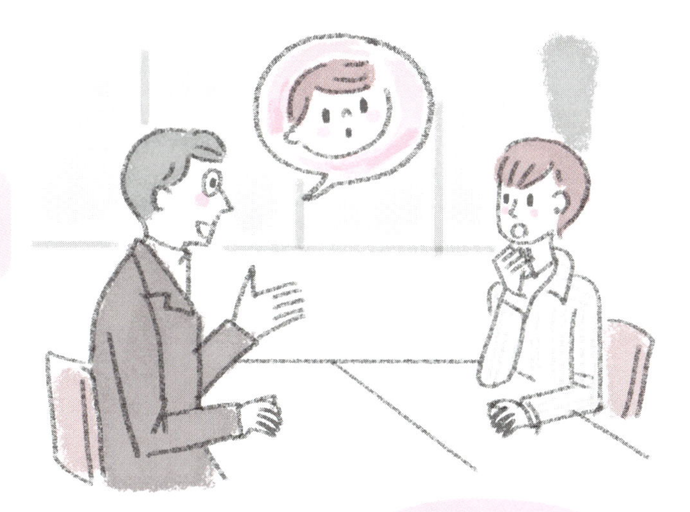

まずは子どもに休養と相談を

発達の特性がある子には、社会参加するときに疲れやすいという特徴があります。多数派に合わせるための苦労が多く、通常の活動をしているだけでも疲れてしまうのです。彼らにはまず休養と、そのつらさを理解するための相談が必要です。

学校で子どもが無理をしないですむように、個人面談などの機会に、担任の先生にも子どもの疲れやすさを伝えるとよい

休養をとらせる

園や学校で集団活動をしたあと、子どもは大人が思っている以上に疲れている。エネルギーが切れているので、休養をとらせる

よく相談する

子どもの特性を理解するために、本人とよく相談する。また、親や先生、医師など大人どうしも相談の機会をもつ。専門家の話を聞くことが重要

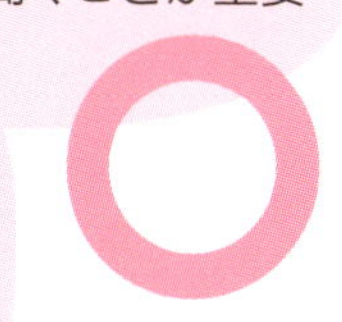

対応を見直す

本人や医師などとの相談をふまえて、対応を見直していく。その際にも子どもの疲れやすさに配慮し、無理に新しいことをさせない

本田先生のワンポイント解説

すでに二次障害が起こっている場合には

発達障害の子は、二次障害が起こっていても、コミュニケーションが苦手なために、親や先生に相談できないことがあります。

子どもに心配な様子がみられたら、親と学校の先生、医師などの間で連絡をとり合い、二次障害の有無を確認しましょう。

すでに二次障害が起こっている場合には「大人が世話を焼くのはどうか」などと考えず、積極的に介入してください。とくにいじめを解消するためには、大人の力が欠かせません。

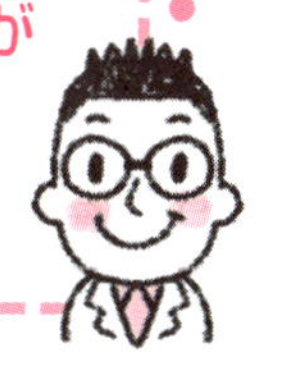

×子どもどうしのトラブルには大人は手を出さない。子どもにまかせる

○いじめなどの問題や、うつなどの症状がみられたら、大人が積極的に介入

対応の
ポイント②

ストレスとトラウマをさけることがすべて

社会生活のストレスが多い

発達の特性がある子は、認知や行動の仕方がほかの子と異なります。ほかの子と足並みをそろえるためには自分の認知や行動をかなり調整する必要があり、社会生活のなかでストレスを感じる場面が多くなりがちです。

学校で一日過ごしたあとの疲れ具合が、ほかの子とは違うことが多い。帰宅する頃には体調が悪くなっている子もいる

疲れやすい

日常会話や学校の授業などで、一般的な情報量を処理することにも苦労している

サポートが足りない

人の話が理解できないときなどに、努力不足とみなされ、サポートが得られない

過剰適応

難しいことでも本人が過剰に努力して、適応しようとしている場合がある

ストレスがかかりやすい

社会生活のストレスが多く、ストレスへの反応として体調不良などの二次障害が起こる

トラウマが生じやすい

一見ささいなことでトラウマが生じ、嫌な記憶が定着して、不登校などの二次障害が起こる

子どもが活動しやすい環境を整える

発達の特性がある子は、無理に社会参加することを繰り返していると、強いストレスを受けます。それがトラウマにつながり、二次障害に襲われる場合があります。

彼らの特性を理解し、彼らが社会参加しやすい環境を整えましょう。そうすることで、ストレスやトラウマがさけられます。

ストレスが少なくなれば二次障害は予防できる

ストレスのかかりにくい環境を整えれば、子どもは無理なく活動でき、成功体験を得られます。そうして社会参加することに達成感を得た子は、次の活動への意欲のエネルギーをもちます。

思春期まで意欲を保持できた子は、その後、ひどく落ちこむことは少なくなります。二次障害が起こりにくくなるのです。

ストレスをさけ、意欲を守る

下の図のように、子どもの意欲は年齢とともに強くなるものです。しかしストレスの多い環境で過ごし、意欲不足のまま思春期を迎えると、その後は失敗するたびに意欲を失っていきます。

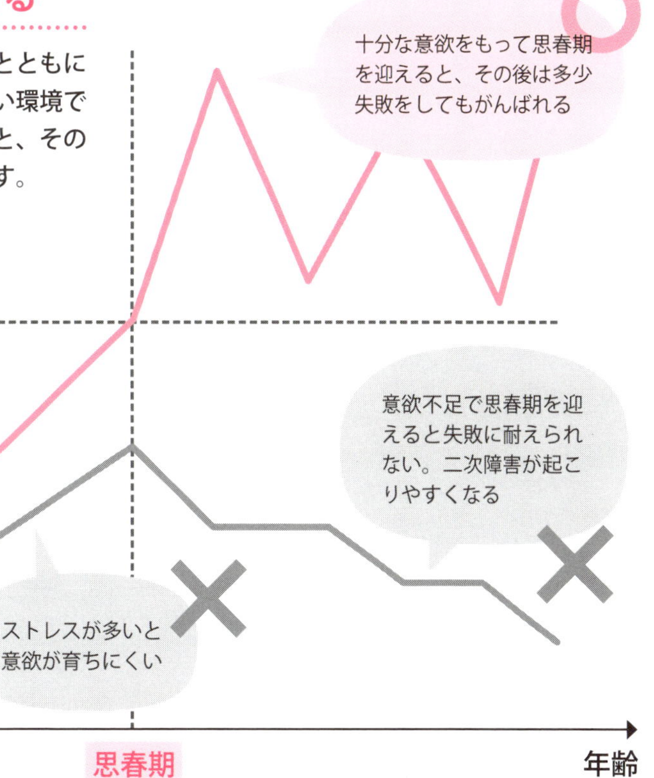

本田秀夫著『自閉症スペクトラム』（ソフトバンク クリエイティブ）の図をもとに作成

対応のポイント③

「子どもの育ち方」を四つに分けて考える

育ち方は4つに分かれる

親や先生の子どもへの理解・対応・支援の仕方によって、子どもの育ち方は大きく4つに分かれます。

理解と対応・支援の仕方が違いになる

二次障害を防ぐためには、ストレスのかかりにくい環境を整えることが重要になります。そのためのポイントは二つ。「発達の特性を適切に理解すること」と「適切に対応・支援すること」です。

親や先生が二つのポイントをおさえれば、子どもに合った「特性特異的」な子育て・教育をおこなうことができ、二次障害を起こさずにすみます。

1 特性特異的教育タイプ

親や先生が子どもの発達の特性を理解し、その子に合った特異的な子育て・教育をする。具体的には、その子に必要な課題、適度な目標、本人が興味をもってとりくめるやり方を提案。また、気軽に相談してよいことにする。

● 理解が適切　● 対応・支援も適切

2 放任タイプ

親や先生が子どもの発達の特性を理解せず、一般的な子育て・教育をする。結果として、必要な対応・支援をせず放任することに。生活面や学習面の対応が場当たり的なやり方になり、問題が起こりやすくなる。

● 無理解　● 対応・支援不足

3 過剰訓練タイプ

親や先生が子どもの発達の特性を理解しない。特性ではなく努力不足などと考え、克服させようとする。結果として、その子には過剰な訓練をさせてしまう。また、その子の得意なことは十分に認められない。

● 無理解　● 対応・支援が不適切

4 自主性過尊重タイプ

親や先生が子どもの発達の特性にある程度は気づいているが、本人の自主性を過度に尊重し、対応や支援をしない。本人のストレスは多少減るが、生活習慣の習得などの課題が先送りになる。学校の成績が優秀なケースに多い。

● 理解が不適切　● 対応・支援不足

適切なのは「特性特異的教育タイプ」

「特性特異的教育タイプ」の環境で育ち、適切な理解・対応・支援を得られた子は、情緒が安定します。自分の得意な部分には自信をもち、苦手な部分を意識しすぎずに、生活していけるようになります。そのため、将来に希望をもつこともできます。

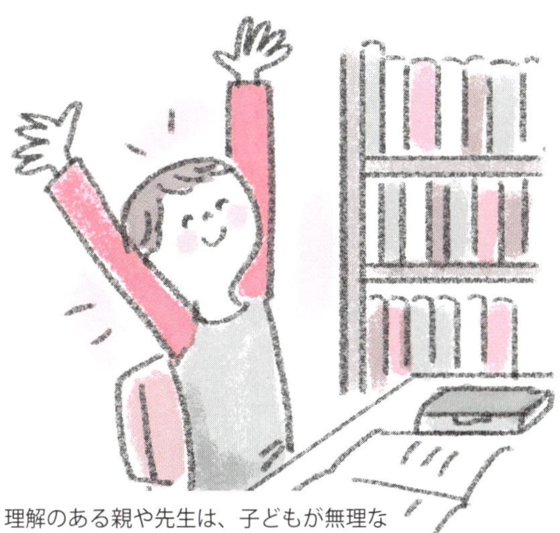

理解のある親や先生は、子どもが無理なく達成できる課題を出す。子どもは課題にとりくむことでスキルを身につけながら、自信ももてるようになっていく

本田先生のワンポイント解説
いつでも見直せます

この四つの育ち方を紹介すると「うちは過剰訓練でした」などと話し、とり返しのつかないことをしたと考える人がいます。

しかし、そう気づいた日から対応や支援を見直せば、子どもの育ち方は変わっていきます。いまからでも見直しましょう。

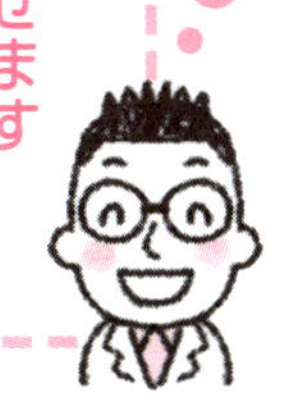

1 の育ち方 ○

- まじめで落ち着いた性格に
- 得意な部分が伸びていく
- 苦手な部分の苦手意識が強くならない
- 進路を自分で調べ、相談できる

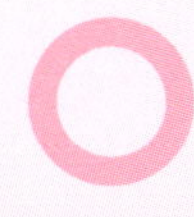

2 の育ち方 ×

- 不安や他者への猜疑心（さいぎしん）が強くなる
- 情緒不安定になり、攻撃的になる
- 精神症状を併発しやすくなる
- 将来に無関心で、見通しがもてない

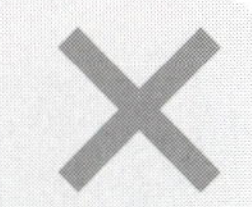

3 の育ち方 ×

- ストレスがかかることを、さけるようになる
- なにごとにも無気力・無関心に
- 将来（とくに就労）がこわくなる
- 自分の将来に自信がもてなくなる

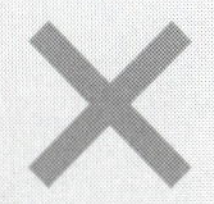

4 の育ち方 ×

- 好きなこと以外はまったくやろうとしない
- 「やってやる」という傲慢（ごうまん）な態度に
- 生活実用的な能力に乏しくなる
- いずれ問題になり、本人がひどく混乱する

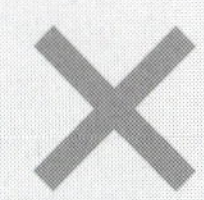

対応のポイント④

子どもの「やりたいこと」を十分に保障する

「やりたいこと」が減らせない

生活のなかには勉強や仕事などの「やるべきこと」と、趣味などの「やりたいこと」があります。多くの人はその２つのバランスをとって生活していますが、発達の特性がある人のなかには、うまくバランスがとれない人もいます。

大多数の人の生活

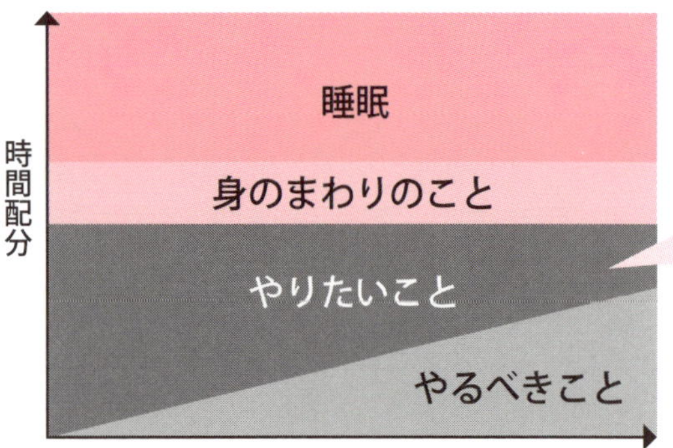

勉強や仕事など「やるべきこと」が多いときには「やりたいこと」をする時間を減らして、生活を調整している

発達の特性がある人の生活

（とくにASDの特性がある人。ただし全員が当てはまるわけではない）

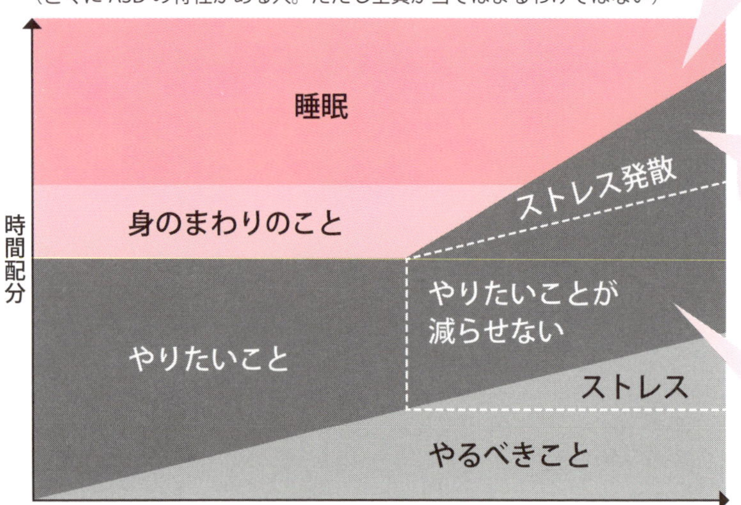

「やるべきこと」が増えると、睡眠時間を削ってしまう

「やるべきこと」が増えると、ストレス発散の時間も必要に

「やるべきこと」が増えても「やりたいこと」の時間はあまり減らせない

やりたいことをできていない子が多い

発達の特性がある子には、右図のようにやりたいことが減らせない子がいます。しかし実際には、睡眠や身のまわりのことが不十分になれば叱られるため、結局、やりたいことを我慢しています。

また、発達の特性がある子は多くの場合、まわりの子に合わせて行動するように教えられていて、自分がやりたいと思っていることを、十分にできていません。

趣味の時間をもっと大切に

彼らはストレスを適度に発散できず、二次障害のリスクを抱えています。彼らには、やりたいことをする時間が必要です。

親や先生などまわりの大人が、子どもの趣味の時間や自由時間を保障して、ストレスマネジメントをおこないましょう。

本人の楽しみ方を保障する

発達の特性がある子は、独特の習慣や趣味をもつことがあります。その感性を否定せず、本人なりの楽しみ方を保障することも大切です。

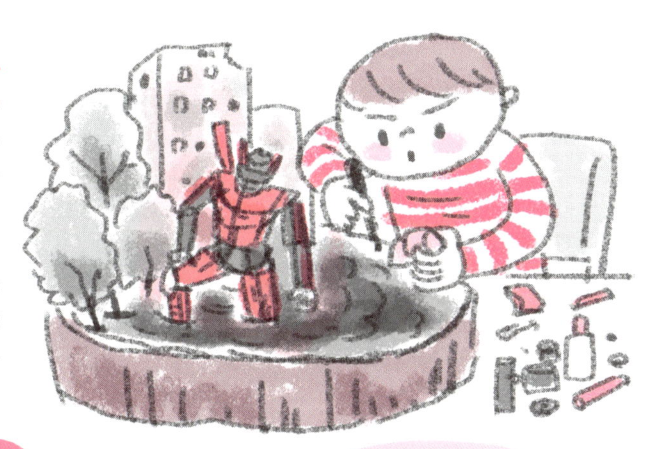

プラモデルをつくることが好きで、マニアックな製作作業に没頭することが、ストレス解消になるという子もいる

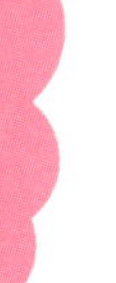

本田先生のワンポイント解説

やりたいことができなければ報われません

人は誰しも「やりたいこと」ができなければ、報われません。

発達の特性がある子が、人に合わせることばかり求められ、「やりたいこと」ができていないときには、対応を見直しましょう。

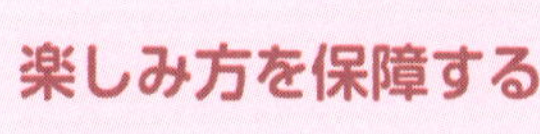

楽しみ方を理解する

本人にとっての「やりたいこと」を、親や先生などまわりの人が理解する

楽しみ方を保障する

日常的に「やりたいこと」ができるように、生活習慣を調整する

対応のポイント⑤

「過剰適応」している可能性を考える

「過剰適応」とは

発達の特性がある子は、場に合った言動をするために、自分を押し殺し、無理をしていることがあります。そのような合わせ方を「過剰適応」といいます。

まわりの人からの要求

親や先生などまわりの人から、対人関係や社会規範などを教えられる。周囲に合わせることを求められる

やりたいことを我慢する

自分のやりたいことや、本来の自分の行動パターンよりも、教えられたことを優先しようとして、我慢する

やるべきことにこだわる

親や先生から教わったことに義務感を抱き、無理をしてでもそれをやるべきだと考え、こだわりはじめる

過剰適応

無理をしてでも「みんなと仲良く」などの建て前に従おうとする。結果として、本人が過剰に適応している形に

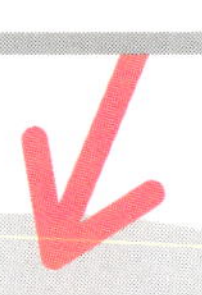

二次障害が起こる

本人は無理をしているので、心身に負担がかかる。うつや不安などの二次障害が引き起こされる

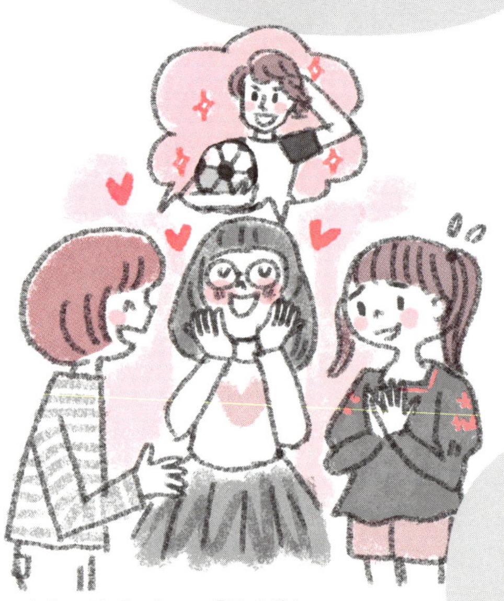

内心では「つらい」「興味がない」と感じていても、適応しなければ一人前になれないと考えてしまう

無理している部分を解消して

過剰適応の背景には「親や先生が無理をさせている」「本人が無理をしている」という２つの側面があります。そのような無理を把握して本人と対話し、解消していきましょう。

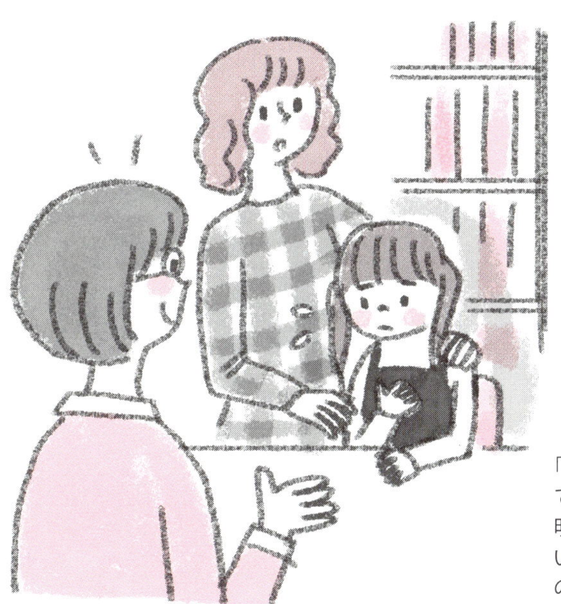

「対人関係の築き方は人によって違う」ことなどを、本人に説明する。親や先生だけでは難しい場合もあるので、心理士などの専門家に相談するとよい

まわりの人が無理な要求をやめる

特性に配慮せず、一般常識だけを教えることは、無理な要求となる。そのような指示はやめる

元気にみえるのは我慢しているから

園や学校で一見、元気に過ごしていた子が、ある日急にエネルギー切れを起こし、そこに行けなくなることがあります。

元気なようでいて、その環境に「過剰適応」していたというパターンです。本人が場に合わせるために我慢しすぎていて、その限界がきたのです。

特性の強さと問題の多さは一致しない

そのようなケースでは、問題が起きても、それまで適応できていたということもあり、子どもの特性は弱く、困難も少ないものと思われがちです。

しかし本人が過剰な努力で困難を少なくみせているという場合もあります。特性の強さと問題の多さは一致しません。程度を軽くみるのは間違いです。

COLUMN

理解のヒントになるキーワード

発達障害を「障害」ではなく「特性」として理解するためには、ある種の発想の転換が必要です。そのためのヒントになるキーワードを紹介しましょう。

発達障害を別の視点で考える

発達障害には「障害」という名称がついていますが、すでに解説した通り、実際には障害というよりは「特性」であり、一種の「多様性」ともいえるものです。

そのことを示す造語がいくつかありますので、紹介しましょう。

本書の監修者・本田秀夫医師は「非障害自閉スペクトラム」という考え方を提唱しています。自閉スペクトラムの特性があっても、それが障害にならない状態もあるという考え方です。

ほかにも、発達障害を神経系の多様性としてとらえたり、大多数の人の特性を症候群とたとえたりする考え方があります。

こうしたキーワードを参考にして、視点を切り替えてみるというのも、ひとつの方法です。

非障害自閉スペクトラム

自閉スペクトラムの特性がありながら、それが生活上の支障となっていないという状態を表現した言葉。特性は必ずしも障害にはならないということを示している

ニューロダイバーシティ

発達の特性など、神経系の異常を病気や障害としてではなく、「神経系（neuro）の多様性（diversity）」としてとらえる言葉

定型発達症候群

発達障害の人にとっては、「本音を言うのが苦手」といった、大多数の人（定型発達の人）にみられる特徴のほうが独特で、症候群のように感じられるという意味の言葉

「定型発達症候群」は、NHK「発達障害プロジェクト」ウェブサイトより引用

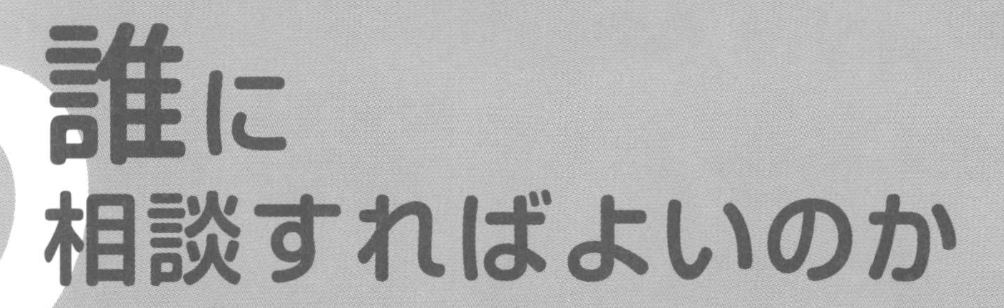

3 誰に相談すればよいのか

発達障害の可能性に気づいたら、

医療機関や自治体の窓口に相談してみましょう。

いろいろな人に相談しながら、

子どもの育ち方への理解を深めていくことで、

先の見通しが立つようになります。

キーワード

- 「発達が気になる」状態
- 医療機関でできること
- 対応・支援の 3 階層モデル

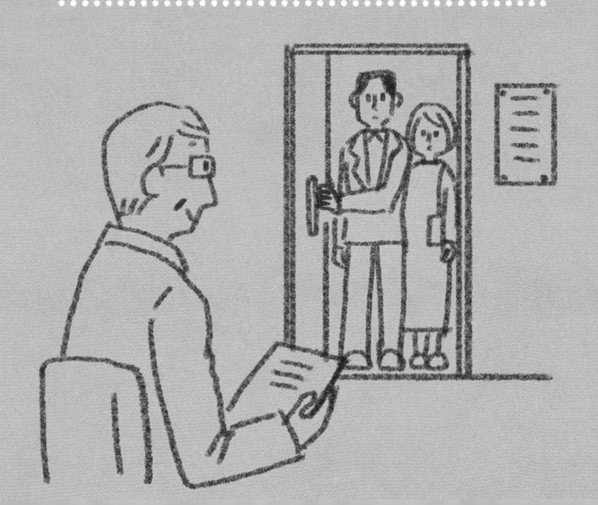

ストーリー③

病院やセンターに相談したほうがいい？

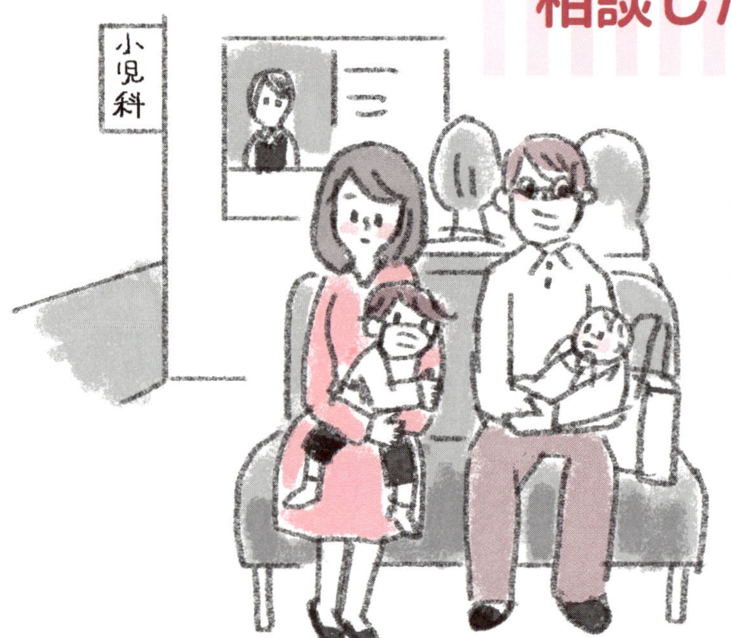

1

子どもに発達障害があるのかもしれない。でも、誰に相談すればよいのか、わかりません。かかりつけの小児科はありますが、発達の専門家ではないようです。

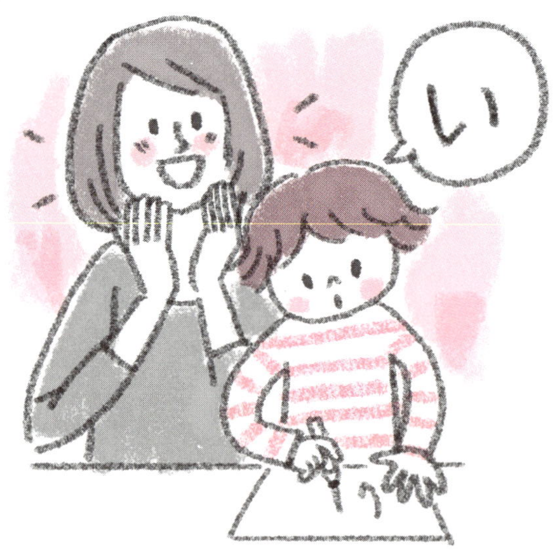

2

子どもが字を書くことや、絵本を読むこと、着替えをすることなどを覚えていく様子をみていると、なにも問題はないようにも思えます。

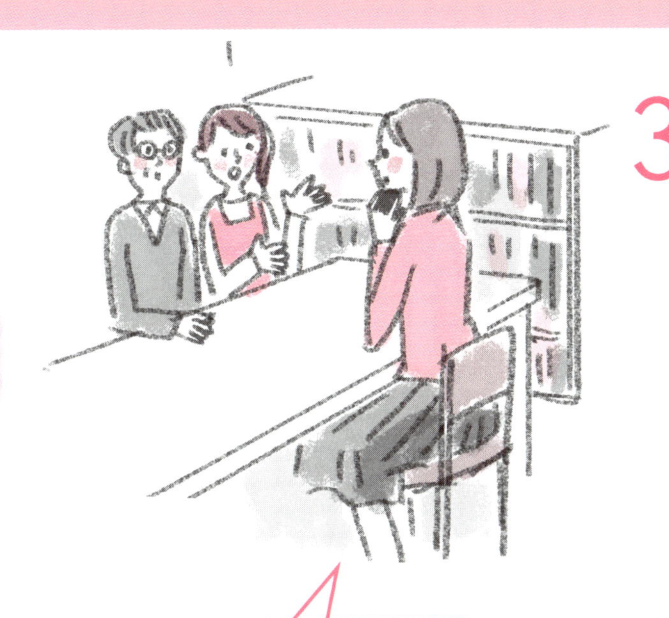

3

そんなある日、保育園の個人面談で、子どもの「発達が気になる」と言われました。障害という言葉は出ませんでしたが、発達相談を利用することをすすめられました。

4

園の先生たちの紹介で、療育センターに相談してみることにしました。センターに連絡して予約をとり、子どもを連れて行きました。

保育園や幼稚園、学校の先生から、発達に関する相談窓口を紹介されることがあります。そのような情報提供をもとにして、相談を検討するのもひとつの方法です。
（48・50・52ページ参照）

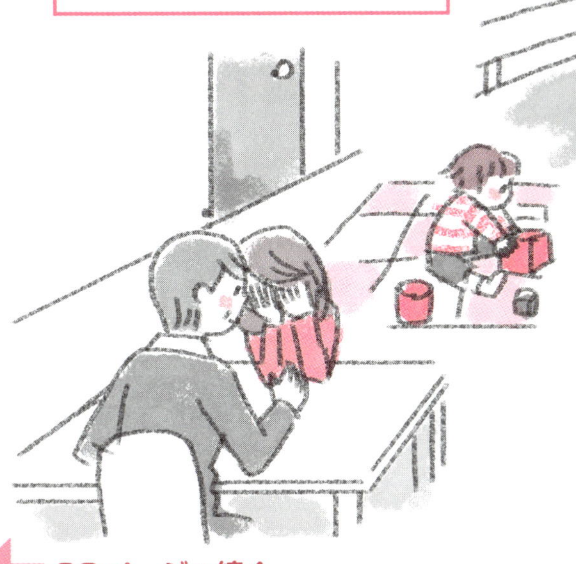

5

センターでは心理士が親身に話を聞いてくれました。相談することに不安を感じていましたが、そこではじめて、子育ての不安を打ち明けることができました。

62ページへ続く

子どもの生活のために相談・受診する

相談・受診の目的を整理しておく

子どもの発達のことを専門家に相談するのは、その子の問題や欠点を明らかにするためではありません。その子の特性を理解し、その子の生活を見直すためです。

相談や受診によって、子どもの特性が理解でき、必要な対応や支援がわかってくれれば、その子はこれまでよりも楽に生活できるようになります。そして、その子の本来の力が伸びていきます。

相談・受診のタイミング

発達に気になる様子があっても、専門家に相談するほどのことか、判断に迷うかもしれません。しかし何度も同じことが続くようなら、相談を検討しましょう。

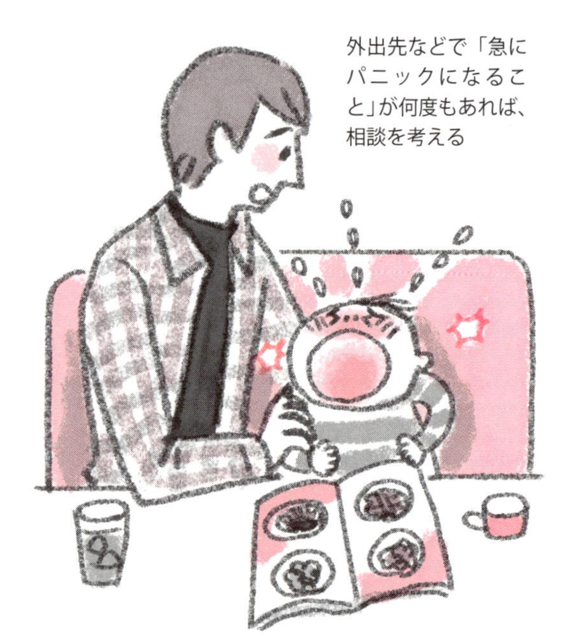

外出先などで「急にパニックになること」が何度もあれば、相談を考える

年代別 相談・受診のポイント

0～3歳頃

乳幼児健診などで気がかりな点がみられれば、ひとまず相談をはじめて様子をみる（50ページ参照）

4～6歳頃

発達に気になる様子があれば、相談・受診をはじめる。保育園や幼稚園の先生の話も参考に（52ページ参照）

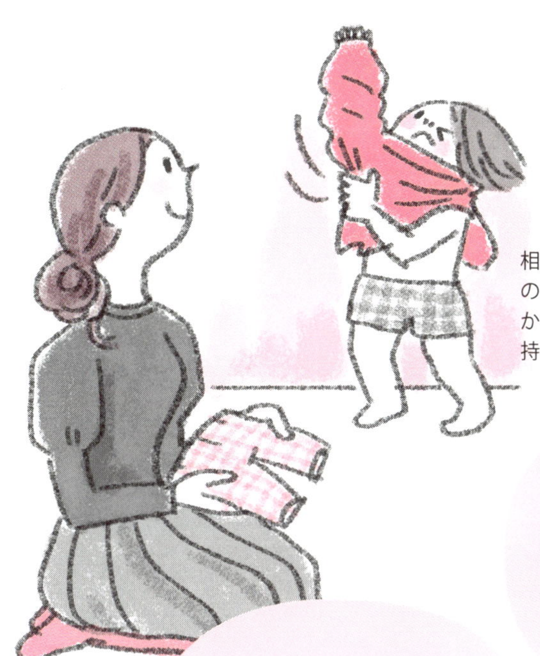

相談を通じて、子どもの「できること」がわかってくると、親の気持ちに余裕が生まれる

目的は子どもの生活のため

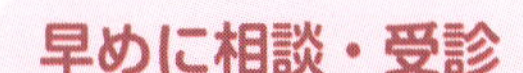

気がかりなことが続いた段階で早めに相談・受診すれば、子どもの生活を見直すことができ、問題が悪化することを防げます。子どもが楽になることで、親にも余裕ができます。

早めに相談・受診

気がかりなことが続いた段階で、早めに相談・受診したい

子どもの生活が安定

相談・受診によって子どもの特性がわかれば、対応もわかり、子どもの生活が安定する

親の気持ちも安定

相談・受診を通じて、子育ての悩みを人に伝えられるようになり、親の気持ちも安定する

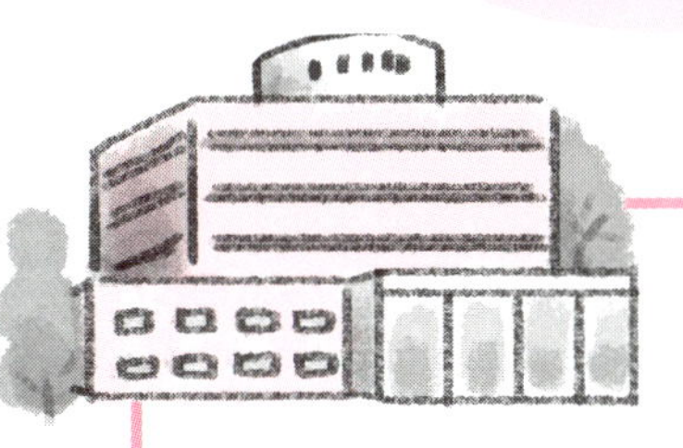

小学校入学の前後に気がかりな様子が増え、医療機関の利用を考えるケースが多い

7～9歳頃

相談・受診を続ける。入学後は、学校の先生とも連携しながら対応する（52ページ参照）

10歳頃～

相談・受診を継続。この頃には本人も自分の特性への理解が深まってくることが多い

幼児期の相談

乳幼児健診で「発達が気になる」と言われたら

なかなか
言葉が
出なくて……
こういう
相談室が
ありますよ

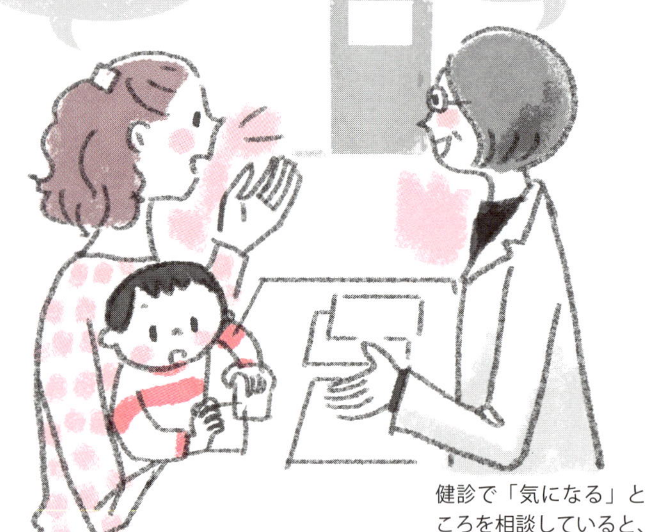

健診で「気になる」ところを相談していると、よりくわしく相談できる窓口を紹介される

よくある出来事

健診で相談窓口をすすめられた

自治体が実施している乳幼児健診で、医師や保健師から子どもの「発達が気になる」と言われ、専門家への相談をすすめられることがあります。

乳幼児健診

乳幼児の健康状態の診査。1歳未満で数回、1歳半と3歳で1回ずつ実施される場合が多い。

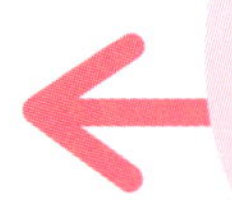

3歳児健診

この段階では内科健診などに加えて、話し方や遊び方などが確認される。発達の特性がある程度みえてくる

1歳半健診

内科健診や歯科健診などが実施される。この段階で発達の特性に気づかれることもよくある

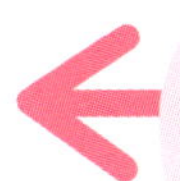

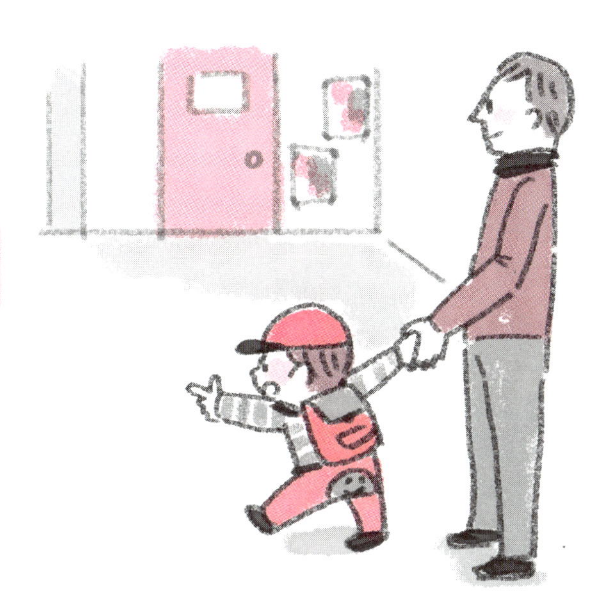

遊びの教室や運動教室などに親子で通っていると、ほかの親と話す機会もでき、いろいろと相談するきっかけになる

こんな風に理解しよう

「発達が気になる」段階で専門家に相談する

健診で「発達が気になる」と言われても、親としてはとくに心配事がなく、相談の必要性を感じないかもしれません。しかし、その段階で専門家に相談しておくと「気になる」ところをフォローしてもらえます。子どもに発達の特性がある場合、早めにそれを理解し、対応できるようになります。

健診後、次の健診までは期間があきます。その間、「気になる」ことをそのままにしないで、専門家に相談し、フォローアップを受けましょう。

POINT

1歳半健診

3歳児健診

就学時健診
（小学校に入学する前の健康診断）

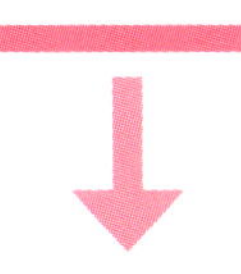

子育て相談へ

1歳半で気になる点がある場合、自治体から子育て相談の窓口や、親子で通える遊びの教室などを紹介される。3歳児健診までの間、そこでフォローアップを受ける

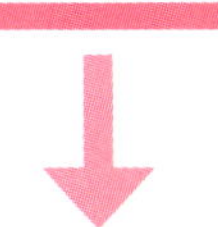

発達相談へ

3歳では発達の特性がある程度みえてくるため、発達の専門家への相談や、受診をすすめられることがある。そこでフォローを受けながら、就学へ向けて準備する

幼児期・学童期の相談

園や学校での様子がほかの子と違う場合

友達と遊ぶよりも、
ひとりでいることが
多いんです。
ご家庭ではどうですか？

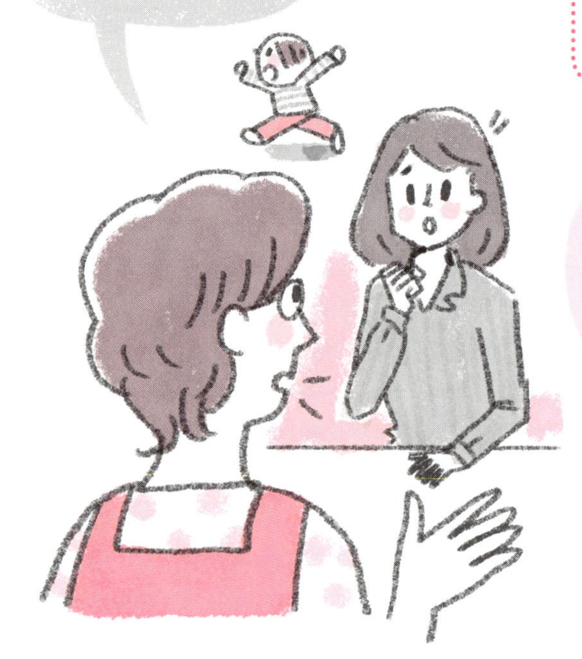

先生の話を聞いて、はじめて子どもの集団活動での様子を知るという人もいる。なかにはショックを受ける人も

よくある出来事

「集団での活動が苦手」と言われる

保育園や幼稚園、学校の先生から、子どもについて「集団での活動が苦手なようです」などと指摘され、それをきっかけにして専門家に相談するという人もいます。

園や学校からの指摘

個人面談などの機会に、子どもの集団生活の様子がほかの子とは違うという指摘を受ける。家庭での様子などを質問される

受け止め方はさまざま

親が薄々わかっていて、あらためて理解するという場合もあれば、はじめて気づいてショックを受けるという場合もある

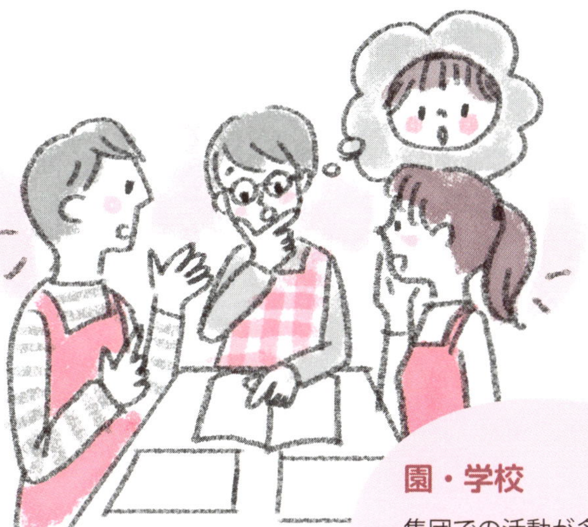

専門家への相談の結果を園に伝え、園内の先生たちに情報として共有してもらう。子どもの理解者が増えていく

こんな風に理解しよう

先生からの情報を、対応・支援の参考に

園や学校での様子、家庭での様子を医療機関などの専門家に相談しましょう。そしてその結果を園や学校にも伝え、関係者間で子どもを支える環境を整えていければ、理想的です。

園・学校

集団での活動が多い園や学校では、子どもに家庭での様子とは違う様子がみられることも。その情報が対応・支援の参考になる

医療機関

親や先生だけでは発達の特性を専門的に理解し、対応・支援を考えることは難しい。医療機関などの専門家にも相談したい

家庭

親が日々、子どもの様子をみて、理解していることも、もちろん対応・支援の参考になる。その情報も関係者間で共有したい

本田先生のワンポイント解説

信頼関係が重要です

親と園や学校の先生との間で子どもの情報を共有するときには、信頼関係が重要になります。

お互いにまだあまり話したことのない間柄では、子どもの特性について話し合うのは、なかなか難しいものです。

たとえば、先生が親よりも先に子どもの特性に気づいた場合に、親にそれを指摘すると、ショックを与えてしまうことがあります。

反対に、親が先生に特性を伝えようとして「心配ありません」と言われ、話が終わってしまうというパターンもあります。

親も先生も、まずは子どもについての気づきを伝え合うようにしましょう。親と園や学校との間には多くの場合、定期的な面談の機会があります。面談を通じて、信頼関係を築いていきましょう。

そうして相談を繰り返していくなかで、発達の特性のことを相談できるようになっていきます。

相談から受診へ①

発達外来など専門医療機関を受診する

大丈夫。
子どもはみんな、
こういうものですよ。
心配いりません

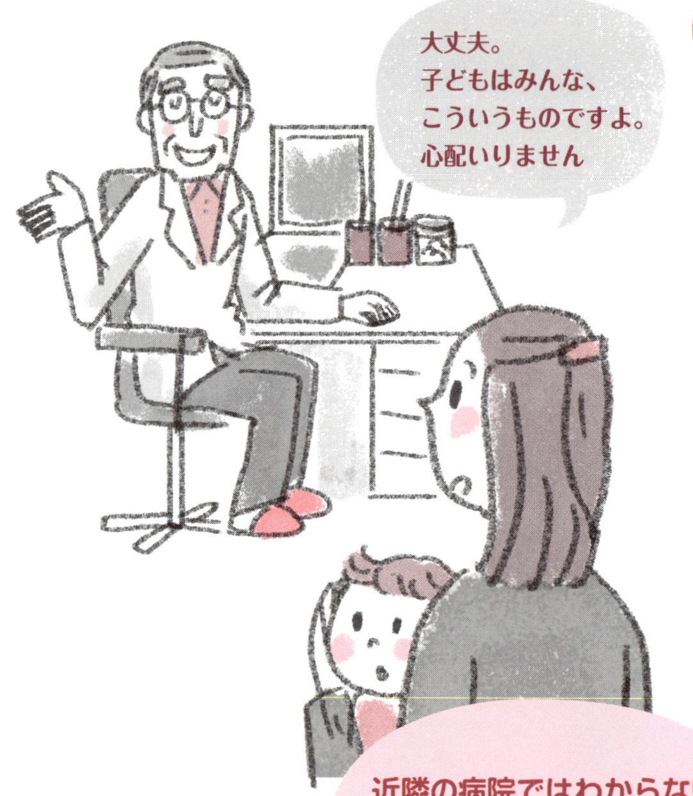

よくある出来事

医療機関になかなか相談できない

発達障害の可能性を考え、医療機関の受診を検討したものの、話がなかなか進まず、子どもの特性の理解やその対応にむすびつかないということが、よくあります。

専門機関の予約がとれない

児童精神科や発達外来などの専門医にかかろうとしても、受診の予約がなかなかとれない。数ヵ月先になると言われ、あきらめてしまう

近隣の病院ではわからない

ひとまず近隣の小児科に相談してみたものの、詳細が判明しない。しばらくは様子をみるという話になってしまう

発達の特性が目立っていない場合、一般の小児科では「大丈夫」「問題ない」と言われる場合がある

こんな風に
理解しよう

数ヵ月待つとしても じっくり相談する

発達の特性をくわしく理解するためには、専門医療機関を受診することが重要です。長期間待つことになるとしても、ぜひ専門医に相談してください。専門医の面接や検査を受けることで、子どものことをより適切に理解できるようになります。

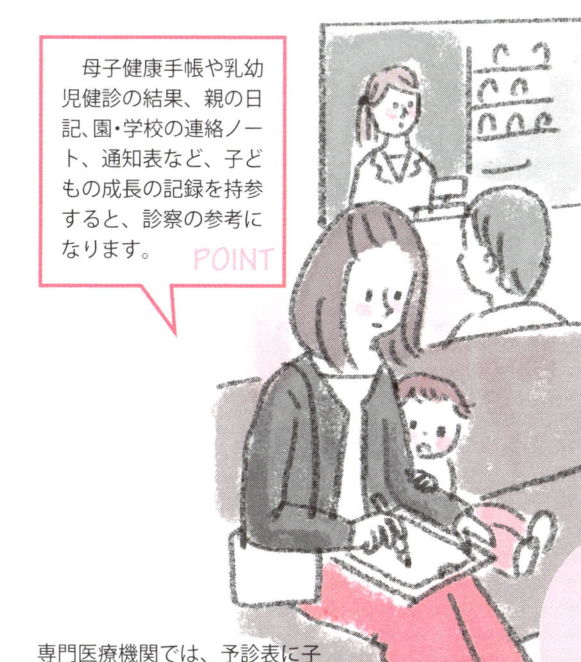

母子健康手帳や乳幼児健診の結果、親の日記、園・学校の連絡ノート、通知表など、子どもの成長の記録を持参すると、診察の参考になります。 POINT

専門医療機関では、予診表に子どもの発達の経過を書く場合がある。母子健康手帳などを持参すると、正確に記載できる

専門医療機関での診察の流れ

予約をする

数ヵ月先になるとしても、まずは専門医療機関に連絡し、診察の予約をする

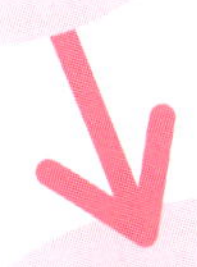

面接を受ける

専門医の面接を受け、親子で医師の質問に答える。医師は子どもの行動を観察している

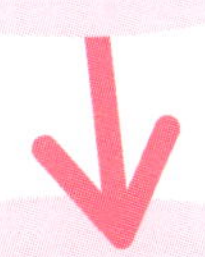

検査を受ける

子どもが心理検査などの検査を受ける。検査は一日では終わらない場合もある

再診を受ける

その後も何度か診察を受け、医師に相談して、子どもの特性を少しずつ確認していく

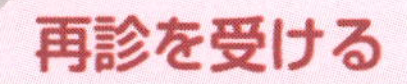

面接や検査によって、子どもの特性がわかり、診断が出る。診断が出たあとの対応は56ページへ

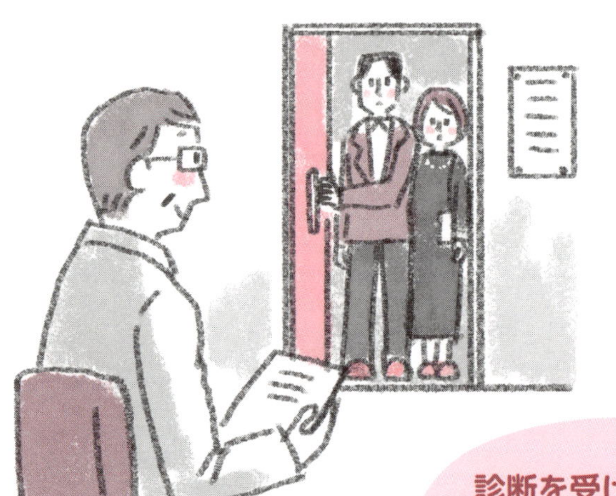

医師から診断名だけでなく、子どもの特徴や、今後の見通しも聞いておきたい。両親同席で診断を聞くと、情報を共有できてよい

専門医療機関を受診する

専門医療機関を受診し、面接や検査を受けることで、診断が確定します。子どもに発達の特性があり、生活に支障が出ていれば、発達障害のうち、いずれかの診断が出ます。

診断を受ける

専門医療機関でASDやADHDなどの診断を受ける

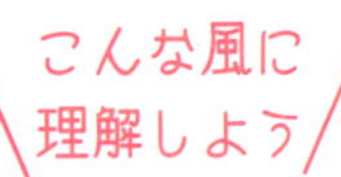

診断を通過点に

専門医の診断を受けて特性を具体的に理解することは重要ですが、診断は理解につながるひとつの要素にすぎません。立ち止まらず、さらに理解を深めていきましょう。

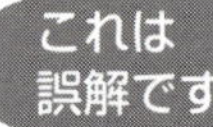

診断がゴールに

子どもは成長していきます。診断はゴールではありません。診断を受けたあとも定期的に受診し、子どもの状態を確認したり、対応を見直したりする必要があります。

特性を知る

診断をふまえて、子どもの特性をよりくわしく理解する。専門医から説明を受ける

重複を知る

診断された特性のほかに、重複している特性も知っておく。医師に質問して確認する

見通しを知る

子どもの発達の見通しを理解する。伸びやすい部分・そうでない部分を知っておく

こんな風に理解しよう

3つのレベルで対応・支援をおこなっていく

専門医療機関への相談を通じて、専門的・医療的な対応を受けられるようになります。しかし、それらの対応ももちろん重要なのですが、家庭での日常的な対応も重要です。

専門医の力も借りながら、3つのレベルで発達の特性に対応・支援をしていきましょう。右の図のように、3つのレベルの対応・支援を必要に応じて使い分けることが大切です。

1 日常的な対応・支援
家庭や園・学校などで、日常的に子どもの特性に対応・支援をおこなうこと

2 専門的な対応・支援
療育機関などで、医師や心理士、作業療法士などから専門的な対応・支援を受けること

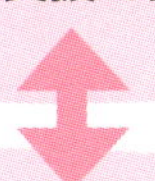

3 医学的な対応・支援
生活上の支障について、診断を受け、精神療法や薬物療法などの治療を受けること

対応・支援の3階層モデル

3階層のモデルは、本田秀夫著『子どもから大人への発達精神医学』（金剛出版）を参考に作成

ミニコラム

発達障害の薬物療法

発達障害には、基本的には薬を使わず、生活環境の調整などの方法で対応していきます。しかし、それだけでは生活上の支障が解消しない場合もあり、そのときは医学的な対応・支援として、薬物療法の実施が検討されます。

①ASD
ASDの子で「易刺激性（反応しやすい性質）」があり、攻撃的になりやすい場合に、抗精神病薬を使うことがあります。

②ADHD
ADHDには保険が適用される薬があります。生活上の支障が解消されにくい場合に、抗ADHD薬を使います。

③二次障害
二次障害が起きてうつなどが出ている場合には、その症状に合った薬を使います。

相談から受診へ②

自治体などで受診先を探すこともできる

支援機関

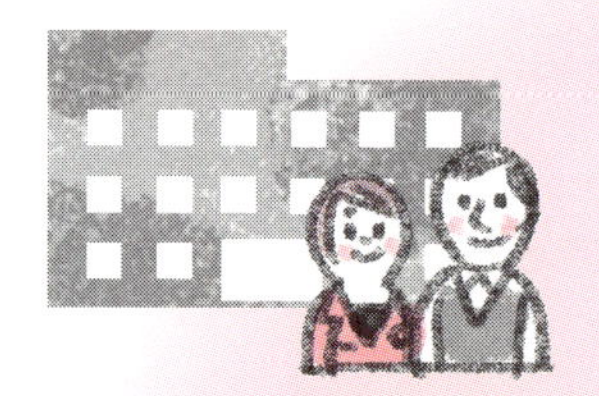

自治体

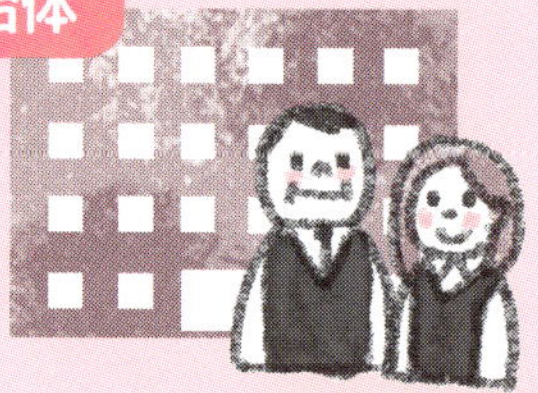

よくある出来事

相談相手がかぎられる

子どもの発達について相談したいと思っても、その相手が身近な人にかぎられ、話しにくかったり、話しても理解が得られないということも、よくあります。

親の会

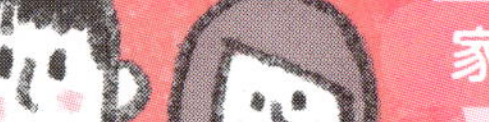

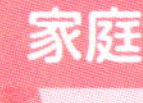

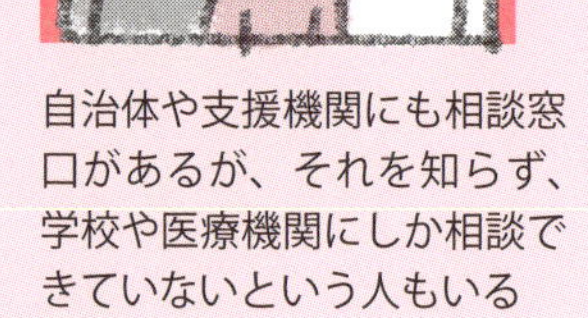

自治体や支援機関にも相談窓口があるが、それを知らず、学校や医療機関にしか相談できていないという人もいる

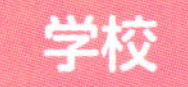

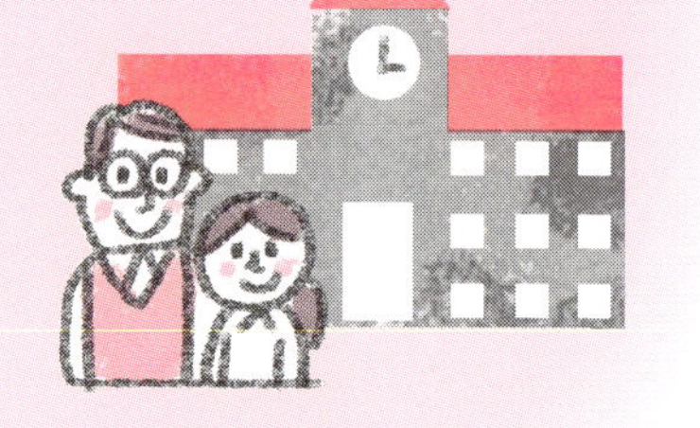

発達障害の子の生活を支えるために、自治体や支援機関などの「社会資源」が活用できます。身近なところだけでなく、社会に広く目を向けましょう。

POINT

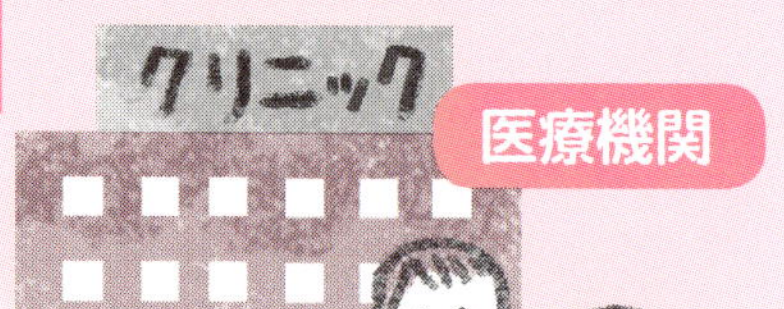

医療機関

地域

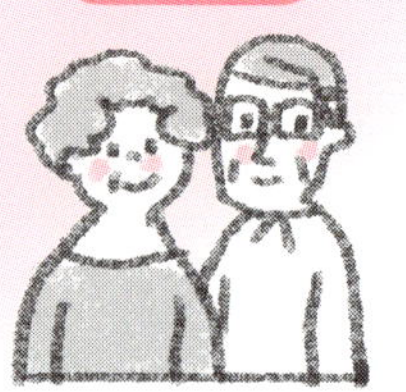

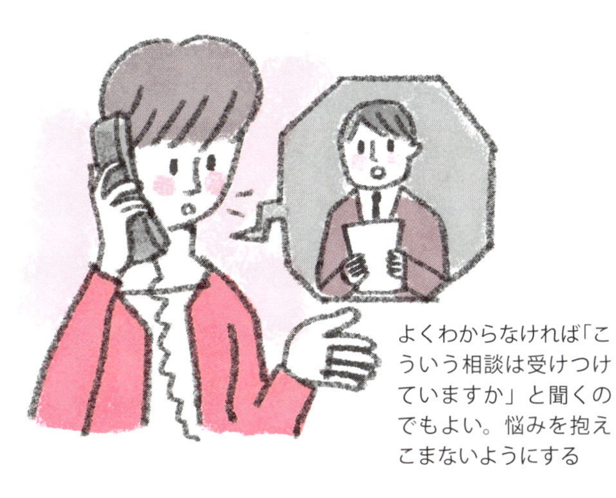

よくわからなければ「こういう相談は受けつけていますか」と聞くのでもよい。悩みを抱えこまないようにする

こんな風に理解しよう

相談窓口で地域の情報を集める

地域には、発達障害のことを相談できる窓口があります。それらの窓口に問い合わせ、地域の医療機関の情報などを集めれば、受診や対応、支援につながります。

年代・目的別の主な相談先

全年齢

発達障害への支援が知りたい
▶発達障害者支援センター

診断を受けたい
▶医療機関

「手帳・受給者証」を取得したい
▶医療機関
▶自治体の福祉事務所や福祉窓口

幼児期〜思春期

子育て支援を受けたい
▶自治体の育児窓口
▶児童相談所

「療育」を受けたい
▶自治体の育児窓口
▶療育機関

学校の相談をしたい
「特別支援教育」を受けたい
▶教育委員会
▶特別支援教育センターなどの教育機関
▶学校

成人期

仕事の相談をしたい
「就労支援」を受けたい
▶障害者職業センター（相談内容は主に就労）
▶障害者就業・生活支援センター（相談内容は主に生活）

COLUMN

当事者の会などで得られる情報

医療機関などのほかに、発達障害の当事者や家族がつくる会などにも情報が集まっています。

講演や会報などで情報が得られる

発達障害の当事者や家族たちがつくっている当事者の会があります。それらの会などにも、医療機関や相談窓口、支援事業などの情報が集まっています。

当事者の会などでは、ウェブサイトで情報提供をしたり、講演会や学習会などを開いたりしています。また、会員向けに会報を発行し、社会資源などの情報を伝えている場合もあります。

相談先がわからないときには、それらの会に参加して、発達障害支援の基本的な情報にふれてみるのもよいでしょう。

全国にさまざまな会がありますが、ここでは本書の監修者・本田秀夫医師が深く関わっている団体を二つ紹介します。

監修者の関わっている団体

一般社団法人 日本自閉症協会

自閉スペクトラム症を中心にした保護者、当事者、専門家の全国組織。監修者の本田医師が現在、理事を務めている。各地の自閉症協会に入会すれば、全国・地域の情報や講演情報を知ることができる。

http://www.autism.or.jp/

NPO法人 ネスト・ジャパン

個性的な人や発達の特性がある人とその家族のために、仲間づくりや余暇活動などの支援を実施している団体。監修者の本田医師が代表理事を務めている。個別支援や、学習会の開催などもおこなっている。

https://sites.google.com/a/nest-japan.com/top/cover-page

4 家庭で親ができること

医療機関などに相談することで

子どもの特性が理解できてきたら、

その理解にそって、生活環境を調整しましょう。

家庭では、子どもの特性に合わせて

生活をかなり大胆に変更するのがポイントです。

キーワード

- 親支援
- 自律スキルとソーシャルスキル
- 重複例への対応

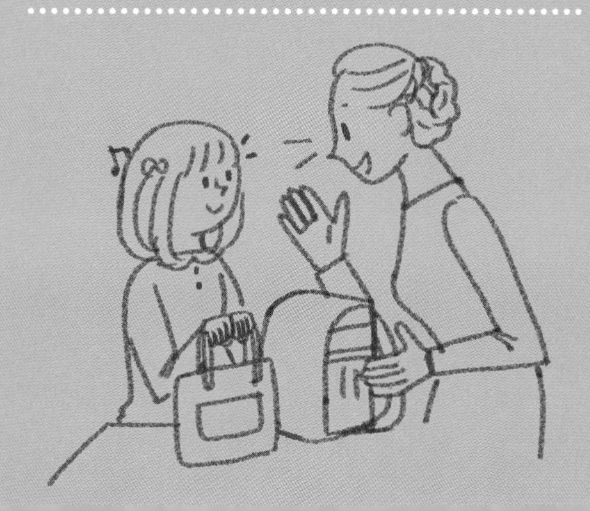

ストーリー④

この子のために、親としてなにができるのか

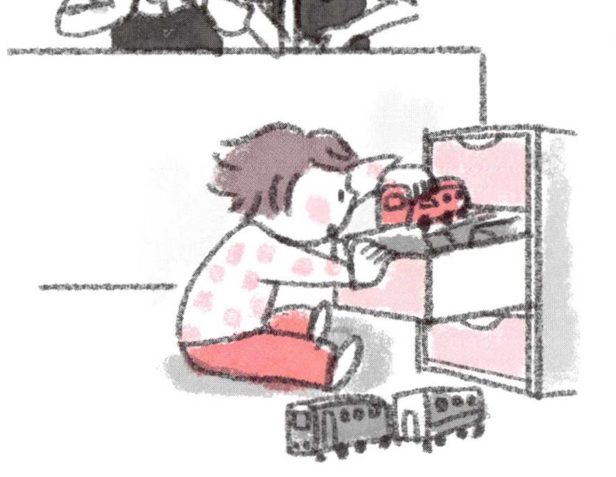

1

療育センターに通って相談を繰り返すことで、子どもの特性を理解できるようになってきました。センターの紹介で専門医療機関にかかり、医師の見立ても聞きました。

2

長男にはASDとADHDの特性があることがわかりました。子どもの悩みや困難を理解するために、発達に関する本を読むようにもなりました。

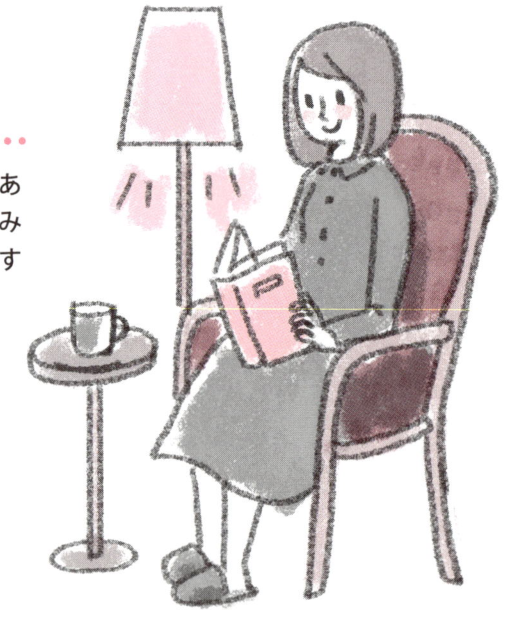

医療機関や支援機関に相談することで、親自身も子どもに対するさまざまな葛藤を整理できます。専門家への相談は、子どもの支援だけでなく、親の支援にもなっています。
(65ページ参照)
POINT

3

長男の得意なこと、苦手なことがわかってきました。いままではなんでも話し言葉で伝えていましたが、廊下にホワイトボードをかけ、文字情報でも用事を示すようにしました。

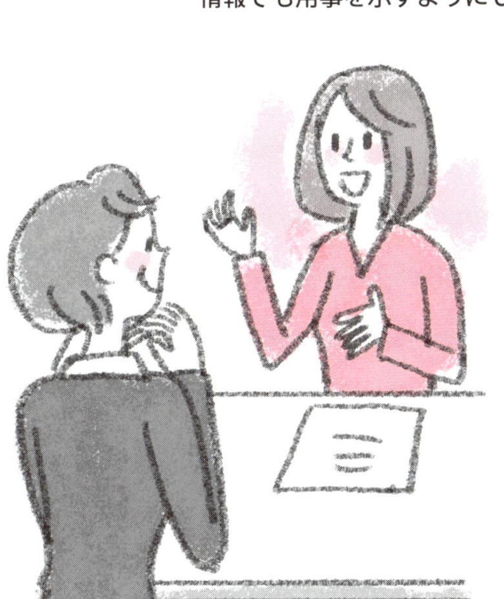

4

ひとりで悩んでいるのではなく、子ども本人や家族、主治医、センターの人たちと相談しながら考えていけばよいのだと思えるようになりました。

5

これからも、長男の育ち方をよく見守りながら、専門家との相談を継続し、親としてできることを考えていこうと思います。

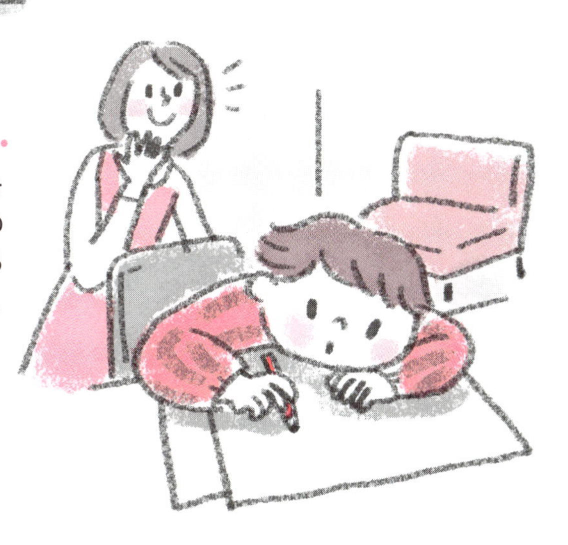

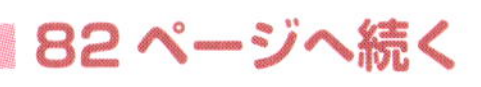

家庭生活の基本①

親が子どもに合わせることが第一

育てにくいと感じたときに

発達の特性がある子は、ほかの大多数の子どもとは違う育ち方をします。そのため、親は育てにくいと感じることがあります。どのように対応すればよいのでしょうか。

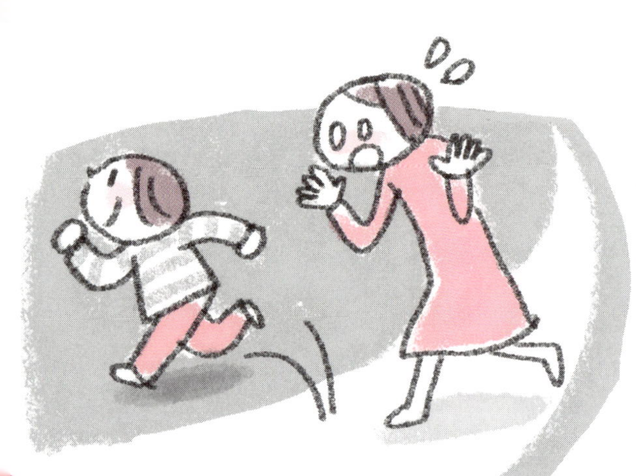

発達の特性がある子は、平均的な育ち方とはちょっと違う育ち方をしていく

子育てがうまくいかない

育児書で読んだことや、人から聞いたことなどを参考にして、一般的な育児をしているが、うまくいかないことが多い

×

子どもを親に合わせる

一般論を信じて、そのまま子育てを続ける。うまくいくまで、根気よく子どもに言い聞かせようとする。結果として、子どもが親に合わせるようになる

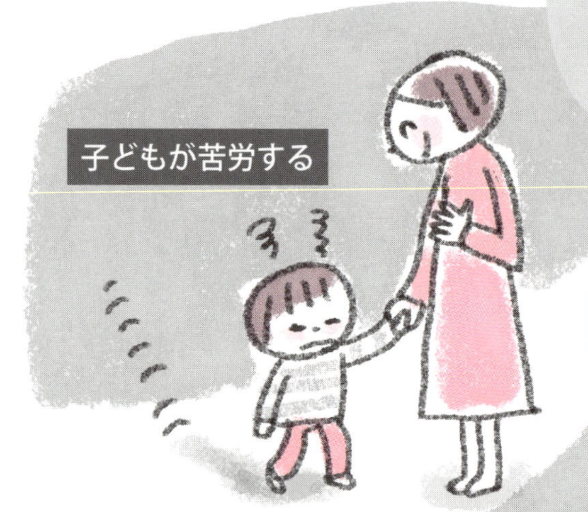

子どもが苦労する

親の苦労は減る

ちょっと違う育ち方をしている子を、平均的な育ち方の道に戻そうとすると……

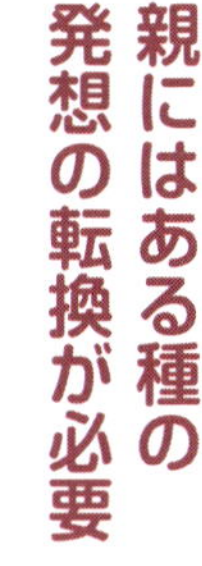

親にはある種の発想の転換が必要

親は通常、育児の一般論やきょうだいの育ち方、ほかの子の様子などを参考にして「子どもはこう育つだろう」と見通しを立てて、子育てをしていきます。

しかし、発達の特性がある子は育ち方が独特なので、そのような一般的な見通しにそって発達していきません。そのため親は混乱しますが、そこである種の発想の転換をすると、家庭生活が安定します。その子の育ち方に合わせて、親が見通しを変えるのです。

親が子どもに合わせる

一般論は一度忘れて、「この子の場合はどうすればうまくいくか」と考える。そして子どもの育ち方に親が合わせて、子育ての仕方を見直していく

親が苦労する

子どもの苦労は減る

ちょっと違う育ち方をしている子を、無理に連れ戻さず、親がフォローしていくと……

本田先生のワンポイント解説

親への支援も重要に

「親が子どもに合わせる」と言葉にするのは簡単ですが、実践するのはそう簡単ではありません。常識を離れ、考え方を柔軟に変えていくための親の苦労や心理的なストレスは、相当なものです。

児童精神科医の清水康夫先生は発達の特性がある子の療育を「二八の療育」と言いました。子どもを二、親を八の割合で支えるくらいに、親支援を大事にしなければならないという意味です。

医師などの専門家は、親支援を重視しています。親は専門家との相談の際、自分の悩みやつらさも伝えるようにしてください。

子育てに苦悩し、葛藤している親にもサポートが必要

専門家は親が子育てで成功体験を積めるように支援している

家庭生活の基本②

思春期までに二つのスキルを育てていく

得意なところを伸ばす

思春期よりも前、幼児期や学童期には、子どものできることを積極的に実践し、得意な領域の力を伸ばしていきましょう。

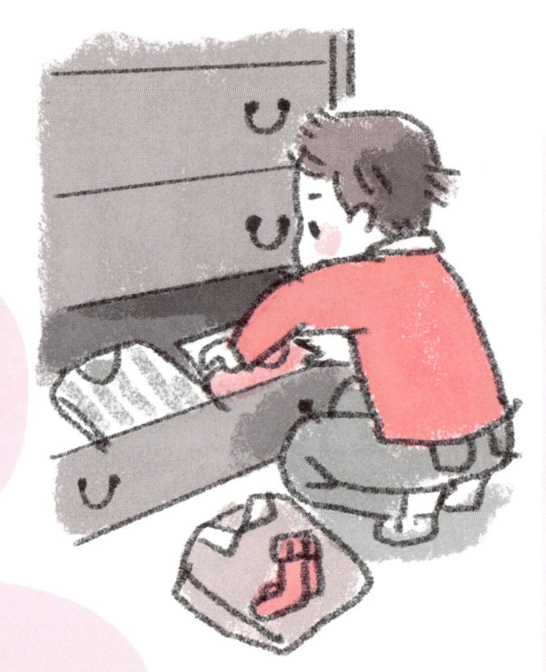

規則正しく整理することが好きな子には、衣服など持ち物の管理をまかせてみる

できることは積極的に

子どもの得意なこと、できることは親も積極的に手伝い、実践の機会を増やす。子どもの力を伸ばす

できないことは無理しない

子どもの苦手なこと、できないことは、本人には無理にやらせない。相談にのり、サポートする

年代別 家庭生活のコツ

0～4歳頃

子どものやりたいことを提案し、同意を得る経験を重ねる。2つのスキルの基礎が育つ

5～9歳頃

子どもの意欲的な活動を見守る。困っていたら相談にのる。2つのスキルがさらに育つ

2つのスキルが育つ

得意な面を伸ばし、苦手な面をサポートしていると、子どもの2つのスキルが育っていきます。どちらも発達の特性がある子にとって、重要なスキルです。

自律スキルが育つ

できることは意欲的にやり、できないことでは無理をしないようにするスキル。その判断ができること

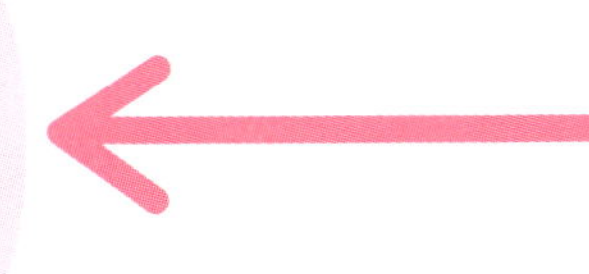

ソーシャルスキルが育つ

自分にはできないと思ったとき、人に相談するスキル。また、そのときに最低限のルールを守れること

10～15歳頃

子どもが自分で目標を立て、チャレンジするように。親は世話を焼きすぎず、陰から支える

15歳頃～

子どもは自信をもちながら、人にも適度に頼れるようになっていく。親は適度に支える

自信と現実感をもって健全に育っていく

発達の特性がある子を育てるとき、とくに思春期よりも前には、その子のできることを伸ばし、できないことでは無理をさせないという対応が原則となります。

そうして、家庭生活のなかで自分のできること・できないことを十分に理解し、自律スキルとソーシャルスキルを身につけた子は、自分に自信をもち、生活に現実感をもって、育っていきます。

自分の力で生活しながら、困ったらまわりの人に相談するという形で、健全に社会参加できるようになっていくのです。

対人関係が苦手な子の場合
「みんなと仲良く」を求めない

発達障害の子にはさまざまな形で対人関係の困難がみられますが、ここではASDの子の「臨機応変な対人関係が苦手」なところについて、解説します。

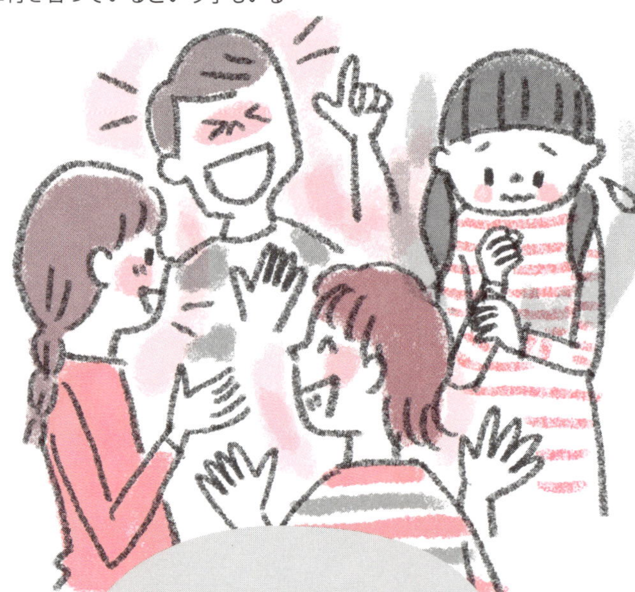

「仲良くしなきゃ」と考え、同級生と無理に付き合っているという子もいる

よくある悩み

仲間がほしいが、うまく付き合えない

対人関係が苦手な子は「仲間がほしい」と考えていても、なかなか思い通りにいかず、孤立しがちです。親は「みんなと仲良く」などと教えがちですが、よい助言とはいえません。

仲間はほしい

本人が仲間がほしいと考えていることは多い

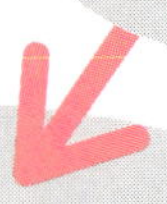

「一方通行」的な対人関係に

ひとりで行動したがったり、友達との会話で一方的にしゃべったりして、対人関係が「一方通行」的に。関係がうまく築けない

コミュニケーションがすれ違う

ひとりごとや不自然な言葉遣い、表情や動作のずれなどがあり、会話がすれ違う。友達との仲が深まっていかない

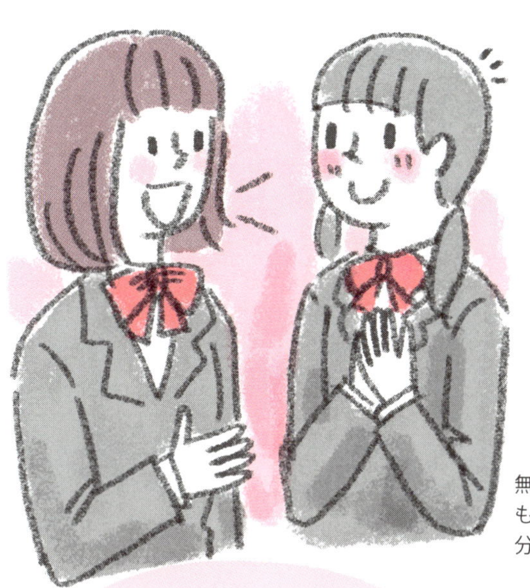

こんな風に
理解しよう

その子らしい付き合いを

臨機応変な対人関係が苦手な子は、友達との間に独特の関係性を築きます。基本的に、大勢と付き合うより、気の合う少数の友達と付き合うことを好みます。その子らしい友達付き合いを理解し、尊重しましょう。

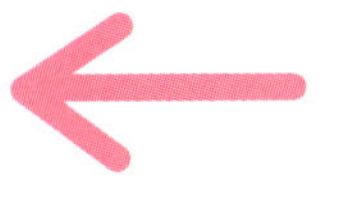

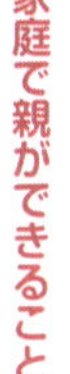

無理に友達をつくらせなくても、中高生になる頃には、自分で気の合う友達をつくる

子どもの頃の対人関係

友達といっしょにいるだけでは親しくなれない。仲良くすることよりも、活動そのものに興味が向きやすい。会話や交流を無理に求めないほうがよい

対人関係の発達・変化

人の気持ちに関心が向き、人と協調することに意欲をもちはじめる。大勢と付き合うのは苦手だが、興味や活動のペースが合う人とは信頼関係が築ける

重複例への対応

「対人関係が苦手」で「落ち着きがない」子の場合

臨機応変な対人関係が苦手な子は、無理に大勢と付き合わないようにすることが重要です。本人と親がその点を理解できれば、悩みは軽減していきます。

しかし、このタイプの子にADHDの「落ち着きがない」という特性が重複していると、本人がいろいろな場に顔を出したがり、友達付き合いの失敗を重ねてしまう場合があります。**対人関係が苦手なわりには、大勢と関わりたがるタイプになる**のです。

その場合は、子どもが多くの相手に関わりすぎないように、親や先生が場面設定をある程度、調整しましょう。**本人に、少人数で活動できる場への参加をうながすようにします**。遊びや習い事などをそのような視点で提案してください。落ち着きがなくても、少人数であれば衝突や失敗が減ります。

こだわりが強い子の場合

安全なこだわりを残していく

こだわりの強さは、主にASDの子にみられる特性です。興味や関心が特定のものごとに集中し、行動パターンや余暇の過ごし方などが個性的なものになります。

こだわりの例 POINT

- 「手を叩く」などの行動を繰り返す
- スケジュールや段取りの固定化
- 場所別の行動パターンの固定化
- 幾何学的な図形や模様を好む
- 月日などを機械的に記憶する
- 趣味に対するマニアックな知識

よくある悩み

こだわりを否定される

こだわりの強い子には、興味や行動のかたよりがみられます。必ずしも悪いことではないのですが、集団行動のなかでは悩みの種になることが多く、否定的に対応されがちです。

子どもが身支度の段取りにこだわり、親がせかすとパニックになるということもある

こだわりが強い

興味や自分のやり方、ペースを最優先にしたがる。それが「強いこだわり」にみえる

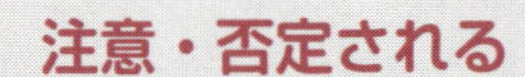

注意・否定される

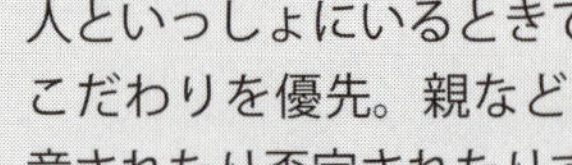

人といっしょにいるときでも、こだわりを優先。親などに注意されたり否定されたりする

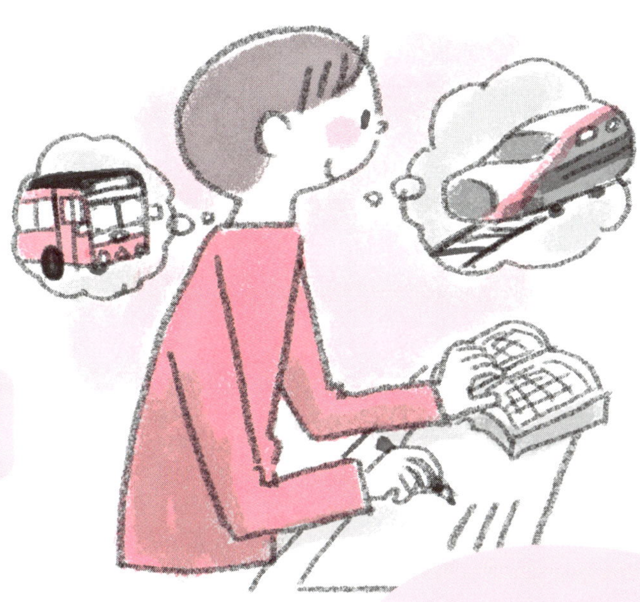

こんな風に理解しよう

こだわりを２つに分けて考える

こだわりをあまり困らないものと、困るものに分けて考えましょう。そして困らないこだわりを残すようにすると、困ったこだわりは自然に減っていきます。

困らないこだわりは認めて残す

安全で人の迷惑にならないことは受け入れる。子どもが十分にこだわれるようにして、気持ちを満たしていく

「好きな遊び」など、その子のこだわりを十分に保障すると、相対的にほかのことへのこだわりが弱くなる

困ったこだわりには対応する

危険なことや多くの人を困らせることは減らしたい。しかしやめさせようとするとむしろ強くなるので、自然に軽減させていく

重複例への対応

「こだわりが強い」子にADHDの特性がある場合

強いこだわりのなかには「手順を守ること」のように、生活にいかせるものもあります。その「強さ」が長所になるのです。

しかしADHDの特性が重複すると、**こだわるわりには気が散りやすかったり、抜けが多くなったりします**。興味があることでも途中で飽きてしまう瞬間があり、こだわりの「強さ」が、よくも悪くも発揮されにくくなります。

その場合には、**子どもの「好きなこと」や「好きなやり方」を活用しながらも、その子に完璧を求めないようにしましょう**。

たとえば、その子の好きなやり方で試験勉強の計画などを立てたうえで、子どもが計画をやり通せなくても、注意しないようにします。こだわりを長所としていかしつつ、こだわりきれないという点をフォローしていくのです。

落ち着きがない子の場合

いちいち注意せず、結果をみる

ADHD の子は落ち着きがないために大人からよく注意されますが、
この特性は、むしろいちいち注意しないほうがよいものです。

遅刻して叱られる

授業や行事に遅刻して、叱られてしまう。それを何度も繰り返す

切り替えが悪いと言われる

1回の指示では活動を切り替えられず、注意される

姿勢が悪くみえる

家庭での勉強中や授業中に姿勢がくずれやすい。それをいちいち指摘される

動きや物音を注意される

ほかの子が静かに座っている場面で、動いたり物音を立てたりして叱られる

よくある悩み

いちいち注意される

落ち着きのない子は家庭でも学校でもじっとしていられないことが多く、そのたびに注意されます。しかし、注意されればされるほど、子どもはストレスや緊張を感じます。

子どもがじっと座っていられないと、そのたびに姿勢や動き、集中していないことを注意する先生がいる

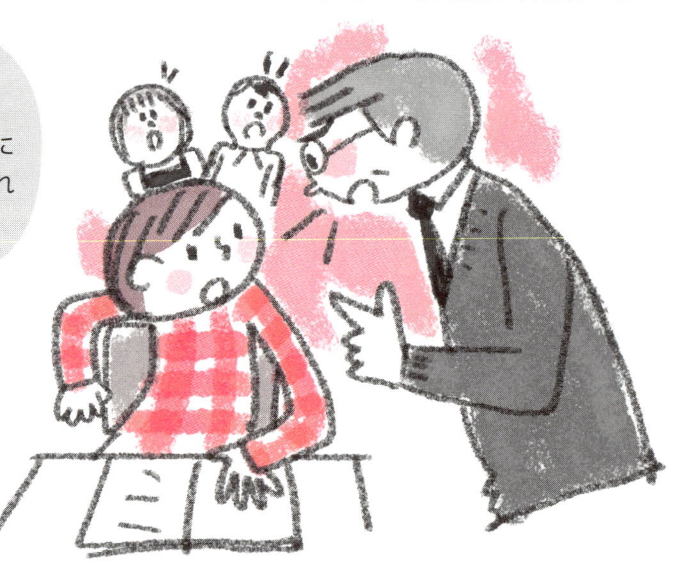

姿勢が多少くずれていても、勉強に集中できているなら、姿勢のことは注意しない。学習する意欲やその効果を大事にする

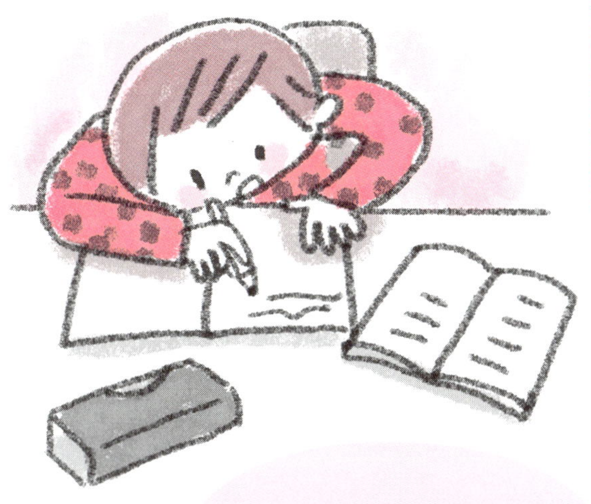

こんな風に理解しよう

結果オーライで受け止める

落ち着きのない子は、じっとしていられなかったり、切り替えが苦手だったりしますが、ふざけているわけではなく、一生懸命です。過程よりも結果をみることが大切です。

過程をこまかく注意しない

「じっとしていられない」という過程をあまり注意せず、多少の落ち着きのなさは大目にみる

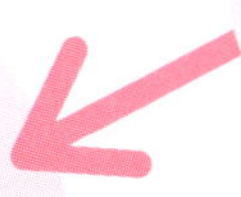

活動の結果で判断する

多少動いたり、遅れたりしても、活動に参加し、結果が出せればそれでよしとする

重複例への対応

「落ち着きがない」子が「勉強が苦手」な場合

落ち着きのない子をみると、その態度や姿勢を注意したくなるかもしれませんが、そのタイプの子には、自信を失わせないような対応が必要です。

とくにLDの「勉強が苦手」な特性が重複していると、**学ぶのが苦手なうえに集中するのも難しいという状態**になります。

一生懸命に勉強をしようとしても、気が散ってしまったり、姿勢が崩れたりして、親や先生に注意されやすくなります。

その場合には、**勉強関連の目標を低めに調整しましょう**。

また、目標として「話を聞く」「よい姿勢」「字を丁寧に」など複数の項目をあげるのはやめ、どれかひとつにしぼってください。

そして、過程よりも結果で評価するようにしましょう。

LDのための学び方の調整や支援も、もちろん必要です。

うっかりミスが多い子の場合

ミスを前提にしてフォローする

ADHD の不注意の特性が強い子は、うっかりミスが多くなりがちです。
本人はよく注意しているつもりなのですが、ミスがどうしてもなくなりません。

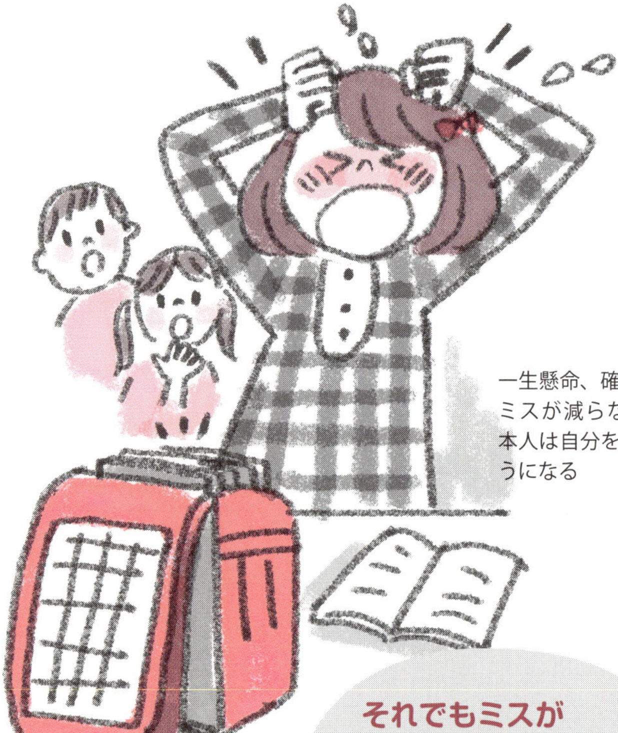

よくある悩み

努力しても ミスがなくならない

発達の特性があってミスが多い子の場合、大人からあれこれ指導を受けて努力をしても、ミスを完全になくすことは困難です。

一生懸命、確認してもミスが減らないため、本人は自分を責めるようになる

大人から指導を受ける

ミスを減らす方法や、確認の方法などを大人から指導される。指導を受けて本人も努力する

それでもミスがなくならない

指導をよく聞き、努力や工夫をしても、ミスがなかなかなくならない。本人が自信を喪失する

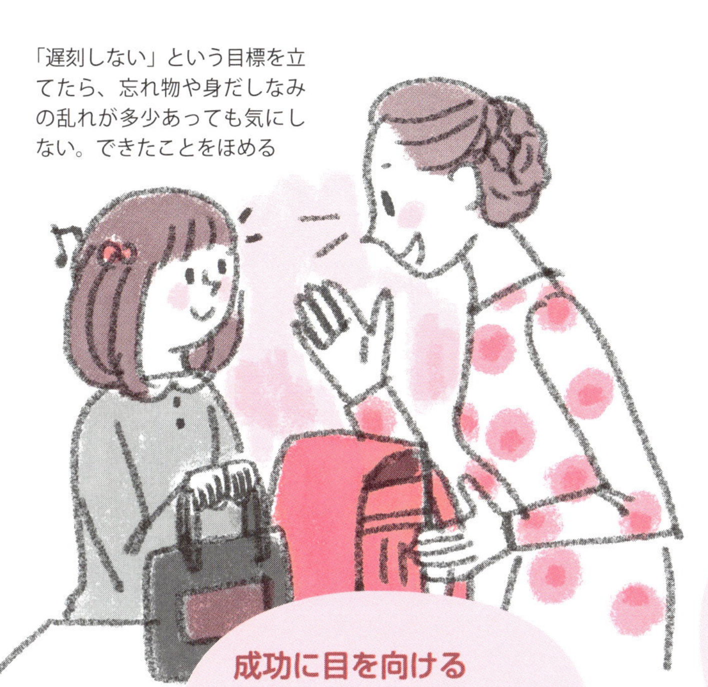

「遅刻しない」という目標を立てたら、忘れ物や身だしなみの乱れが多少あっても気にしない。できたことをほめる

こんな風に理解しよう ○

ミスはあるものと考える

このタイプの子の場合、ミスが起こりやすいということを前提にして、生活を組み立てていきましょう。親はミスをなくすことより、フォローすることを心がけます。

課題をひとつにしぼる

やることが多ければ多いほど、ミスも多くなる。課題をひとつにしぼり、それ以外は多少抜けがあってもよいことにする

成功に目を向ける

ひとつにしぼった課題が達成できたら、ほかのことには目をつぶり、子どもの成功や努力、工夫を十分にほめる

重複例への対応

「うっかりミスが多い」子にほかの特性が重複している場合

ミスの多い子には、課題を減らして失敗しにくい環境を整えるとともに、それでもミスがあったときに責めたりしないという、二重のフォローが必要です。

そして、このタイプの子が「対人関係」や「勉強」などを苦手としている場合には、その領域でミスが出やすくなるため、**三重、四重にフォローするくらいの手厚い支援が必要となります。**

その場合、どの領域にどの程度のフォローが必要か、親や先生が判断するのは難しくなります。**専門家に相談し、重複している特性を理解していってください。**

重要なのは、ミスを指摘するよりも、できている面をほめて、子どもの自信や意欲をキープすることです。そのためには、子どもの得意な面についても、専門家から説明を受けるとよいでしょう。

勉強が苦手な子の場合

別の学び方を提案する

LD の子は読み書きや計算が苦手なため、勉強が苦手になります。ただし、特定の学び方が苦手なだけで、別の学び方を提案すれば、意欲的に勉強できる場合もあります。

読むのが苦手な子は教科書の内容を理解することが難しく、授業についていけなくなる。練習だけではその遅れをとり戻せない

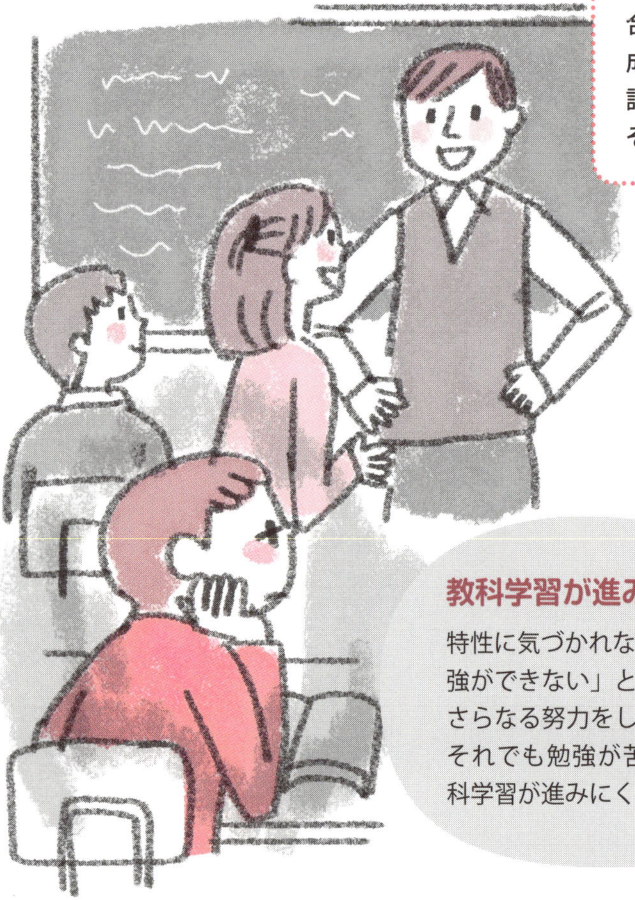

よくある悩み

練習しても成績が上がらない

発達の特性があって勉強が苦手な子の場合、予習や復習に一生懸命とりくんでも、成績がなかなか向上しません。読み書きや計算などの基本的なスキルに困難があり、それが教科学習全般に影響しています。

なんらかの困難がある

勉強が苦手な子には、みることや聞くこと、文章の理解、数量の理解、手作業など、学習に関わるさまざまな要素のうち、どこかに困難がある

教科学習が進みにくい

特性に気づかれないまま「勉強ができない」と評価され、さらなる努力をしいられる。それでも勉強が苦手で、教科学習が進みにくくなる

タブレット機器を使うと、読むことや書くことが簡単になり、学べるようになる子もいる

こんな風に理解しよう

学びやすい方法に変える

練習不足ではなく、一般的な学び方が合っていないのだと考えましょう。読む・書く・計算するというスキルのどこに困難があるのかを理解し、その子が学びやすい別の方法を提案してみてください。

子どもに合った学び方を探す

苦手なことを理解する。その部分を基礎から丁寧に教えるとともに、別の方法で学ぶことも提案する

いろいろな文具を試し、持ちやすいものや書きやすいものを選んで使う

デジタル教科書の音声読み上げ機能などを活用し、学びやすい方法を提案する

学年基準ではなく、その子の読み書きや計算の段階に合った課題を設定する

重複例への対応

「勉強が苦手」な子でASDがあり「こだわりが強い」場合

ASDの子は視覚的な情報を好むことが多く、それを生活に活用できる場合があります。用事を文字で示すと、理解しやすくなったりするのです。

しかし「勉強が苦手」な特性が重複すると、**視覚的な情報を好むいっぽうで、文字や数字の理解が難しくなる場合があります**。子どもに話して聞かせても、文字でみせても、用事が伝わりにくいという状態になってしまうのです。

その場合には、**視覚的な情報をその子にとってわかりやすいものに調整しましょう**。たとえば、文字や数字の使用をひかえ、写真や動画、実物、動作を多用する方法があります。写真などで見本をみせて、用事を伝えるのです。

子どもによって理解しやすい情報は異なります。いろいろと試してみてください。

運動が苦手な子の場合

上達よりも健康維持を目的に

ASD や ADHD、LD の子には、運動の障害が重複することがしばしばあります。
運動が苦手な場合の悩みや対応を理解しておきましょう。

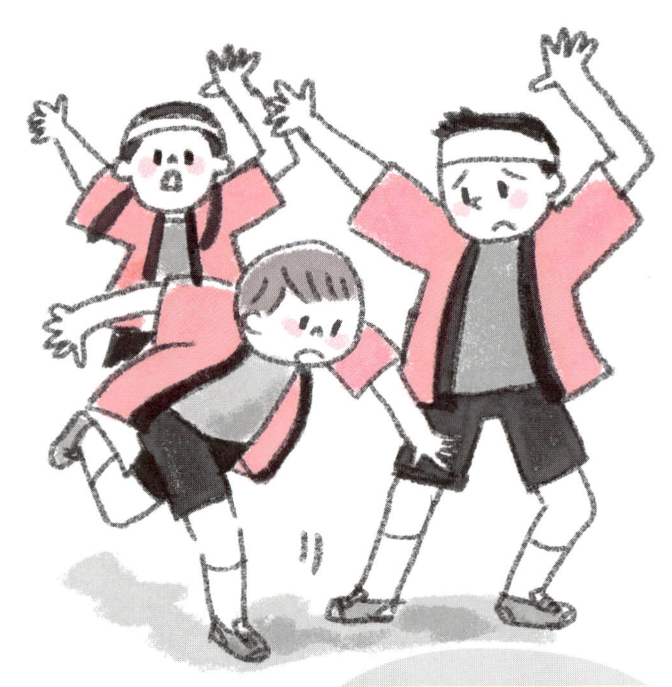

体育の授業で組体操やダンスをするとき、見本の動きの通りに動けない。練習してもなかなかうまくならない

よくある悩み

運動や手作業への苦手意識が強くなる

勉強が苦手な場合と同様に、子どもが運動や手作業を苦手としている場合、大人は練習によってそれを克服させようと考えがちです。

苦手な運動をさける

体操や球技などの全身運動が苦手で、動作がぎこちなくなるタイプの子は、運動をさけるようになりがち。体育の授業が悩みの種になる

苦手な手作業をさける

食事や工作などの手作業が苦手で、ものをうまく扱えない子は、自分は不器用だと感じて、手作業全般への自信を失っていく

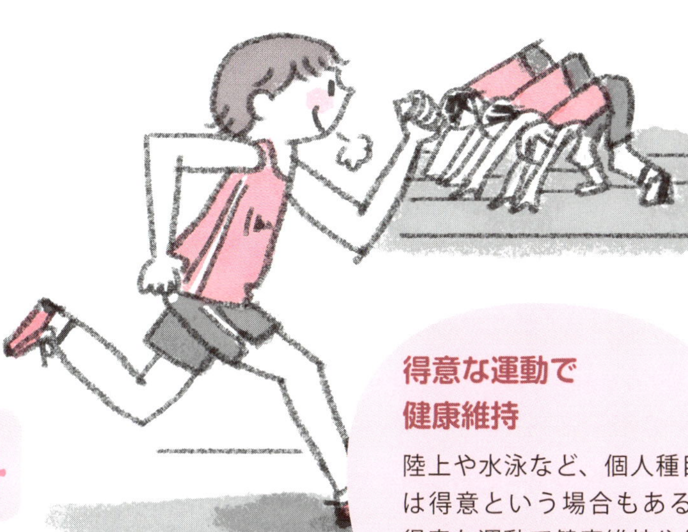

集団での運動が苦手なら、陸上競技や水泳など、個人で楽しめる種目を選ぶとよい

こんな風に理解しよう

目的を整理してサポートする

苦手な運動や手作業に関しては、動作の上達を目的にするのではなく、健康維持や生活習慣の習得を目的として、できる範囲でとりくませましょう。

運動の目的を考える

運動や手作業の目的を整理する。健康維持や体力づくり、生活習慣の習得などが重要だと考える

得意な運動で健康維持

陸上や水泳など、個人種目は得意という場合もある。得意な運動で健康維持や体力づくりを心がける

得意な作業を生活にいかす

手作業も同様に、苦手なことでは無理をせず、得意な作業を生活にいかすようにする。使いやすい道具を持たせるのもよい

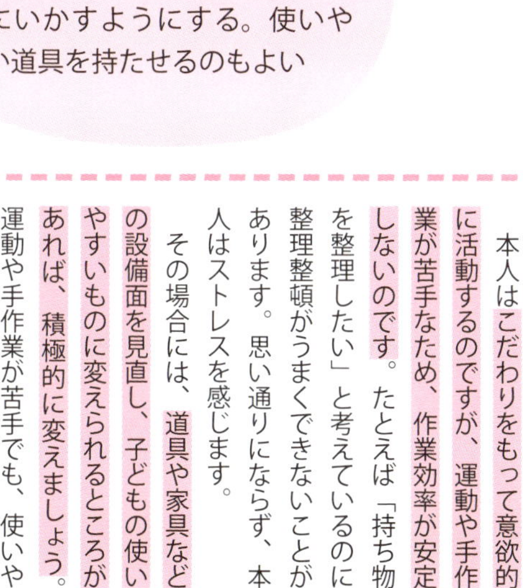

重複例への対応

「運動が苦手」な子で「こだわりが強い」場合

「こだわりが強い」子には、自分の好きな活動にコツコツと根気よくとりくめるという長所があります。しかし「運動が苦手」な特性が重複すると、その長所が発揮されにくくなる場合があります。

本人はこだわりをもって意欲的に活動するのですが、運動や手作業が苦手なため、作業効率が安定しないのです。たとえば「持ち物を整理したい」と考えているのに整理整頓がうまくできないことがあります。思い通りにならず、本人はストレスを感じます。

その場合には、道具や家具などの設備面を見直し、子どもの使いやすいものに変えられるところがあれば、積極的に変えましょう。運動や手作業が苦手でも、使いやすい道具があれば活動が安定するということは、よくあります。

こだわりを発揮しやすい環境づくりを心がけてみてください。

COLUMN

思春期に親ができること

家庭生活では親が子どもに合わせることが重要ですが、それがとくに重要なのは幼児期と学童期です。思春期以降は、親の役割が少し変わります。

思春期には親は少し手を引く

子どもが保育園や幼稚園、小学校に通っている間は、親がいろいろと手を貸して、その子の発達をサポートする必要があります。

幼い時期に保護的な環境で得意なこと、苦手なことをそれぞれ適度に経験できた子は、生活全般への意欲を失わず、苦手意識ももたずに成長していきます。

そうして思春期までに十分な自信をもち、自分の得手不得手を客観的に理解できた子は、その後は自らいろいろとチャレンジできるようになります。自分のことをよくわかっているからです。

その頃には親は少し手を引き、子どもの試行錯誤を陰から支えましょう。思春期に親ができることは、適度に子離れし、わが子の活動を見守ることです。

幼児期・学童期の対応

親が子どもに積極的に手を貸す。子どもが無理せずに過ごせる「保護的な環境」を整える。この時期には、子どもを世間の荒波にもませる必要はまだない

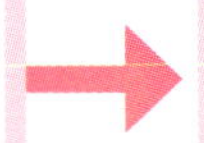

思春期・成人期の対応

親はあまり手を貸さず、子ども自身の試行錯誤を陰ながら支える。子どもに十分な意欲があれば、世間の荒波にもまれても目標をもってチャレンジできる

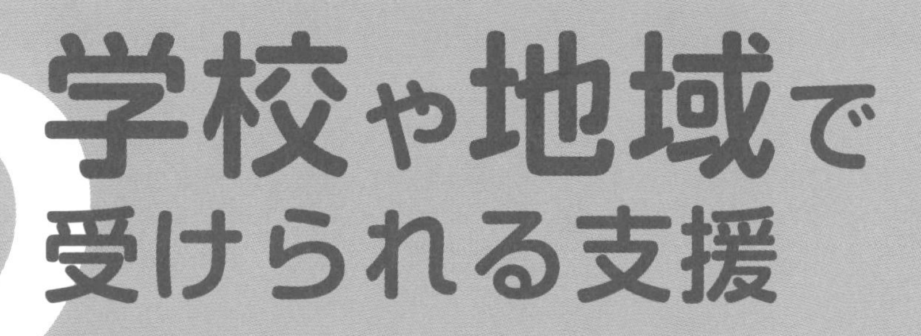

5 学校や地域で受けられる支援

発達の特性がある子は、

生活上の困難の程度に応じて、

学校や地域で支援を受けることができます。

支援を受ける場合には手続きが必要です。

しくみをよく理解しておきましょう。

キーワード

- 合理的配慮
- 手帳・受給者証
- 特別支援教育

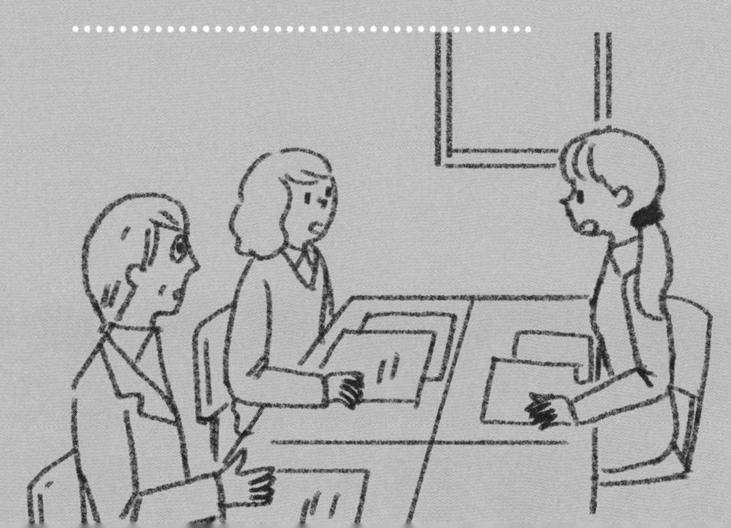

ストーリー⑤

学校の先生には、なにをしてもらえるのか

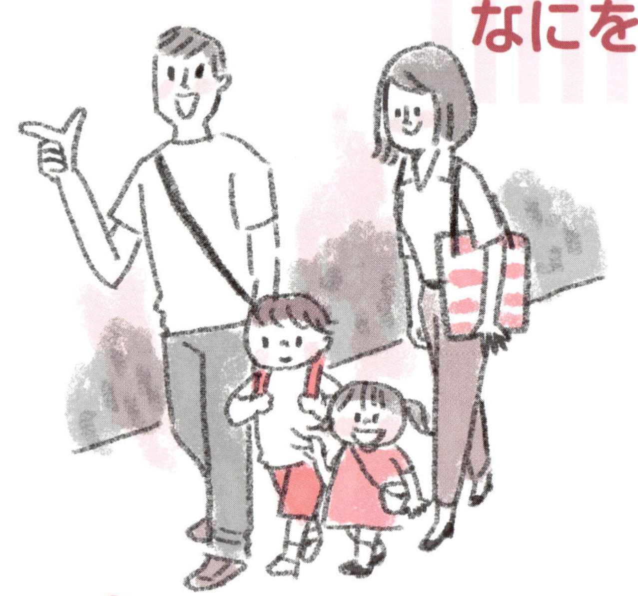

1

長男は持ち物や手順にこだわるタイプで、なにごとも事前に予告し、準備する時間を与えるとよいのだとわかってきました。保育園でよく泣いていたわけが、いまは理解できます。

2

とはいえ、いまでも対応に失敗し、長男にストレスをかけてしまうことがあります。先日も予定をよく説明せずに展示会へ連れて行き、長男を混乱させてしまいました。

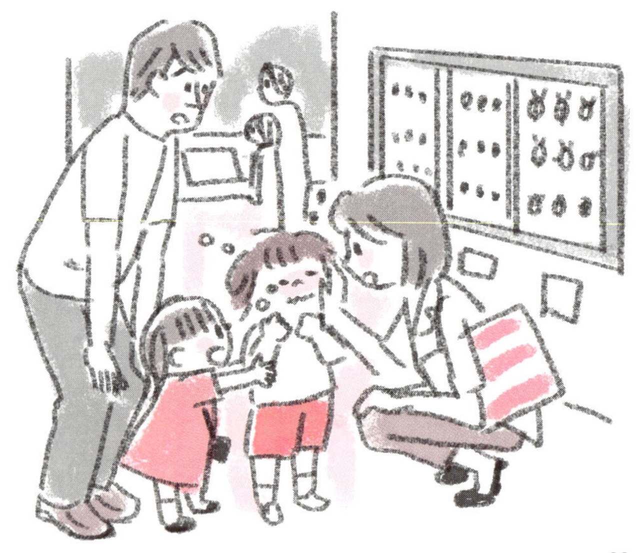

特性を理解しても、家庭での対応がいつもうまくいくわけではありません。しかし、そこでまた新たな気づきがあり、子どもへの理解は深まっていきます。また、どうしてもうまくいかない点には、支援を受けることもできます。
（84 ページ参照）

POINT

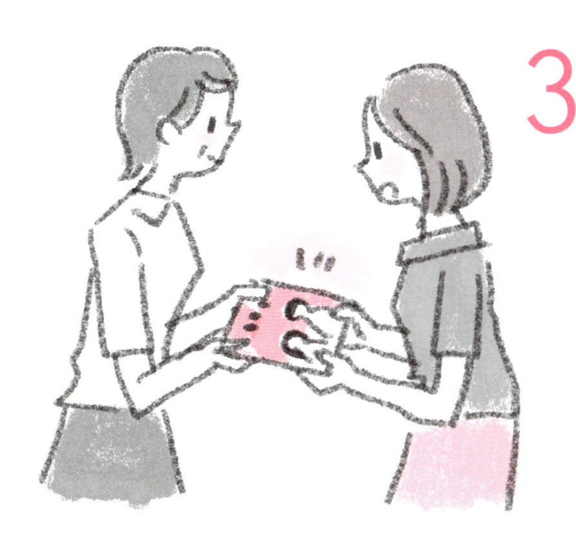

3

ただ、失敗しても主治医や療育センターの心理士などに相談し、原因や対策をいっしょに考えられるので、親としてひどく落ちこむことはなくなりました。

4

長男はこれから小学校に入学します。学校で、発達の特性に対してどのような支援を受けるか、主治医や心理士に相談しながら、家族全員でよく考えています。

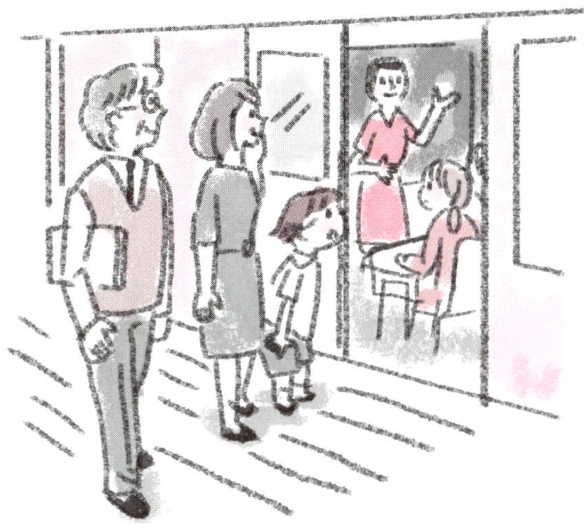

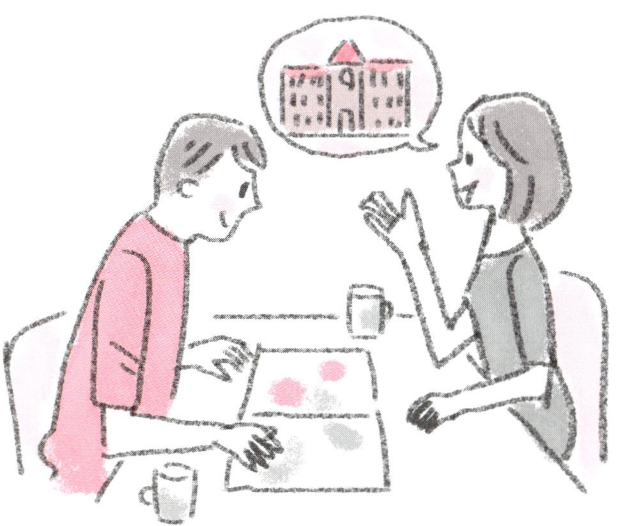

5

かつては「障害があったらどうしよう」と思うこともありましたが、いまは長男がこの子らしく発達することを楽しみにしています。そのために必要な対応や支援を、前向きに考えていきます。

地域生活の
基本

適度に人を頼りながら生活していく

できるかぎりの対応を

発達の特性があることがわかったら、まずは家庭や学校などでの生活で、できるかぎりの対応をおこないましょう。

予定を掲示すると、活動しやすくなるという場合もある。そういった生活面の対応をまずはおこなう

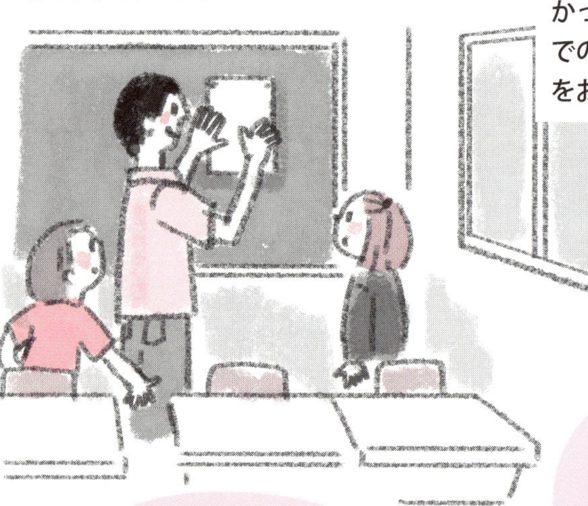

理解し対応する

発達の特性を理解し、家庭や学校、医療機関などで連携して対応する

限界がある

特性が強い、二次障害がある、知的障害が並存しているといった場合には、対応しきれないこともある

年代別 地域生活の基本

0〜3歳頃

専門家に相談しながら、必要に応じて「療育」を受け、特性を理解していく（92ページ参照）

4〜6歳頃

専門家との相談や「療育」を継続。就学に向けて「特別支援教育」の利用を検討（94ページ参照）

難しい部分には支援を

子どもの困難や生活上の支障のなかには、対応しても改善されない部分もあります。その点には支援を受けることを検討します。

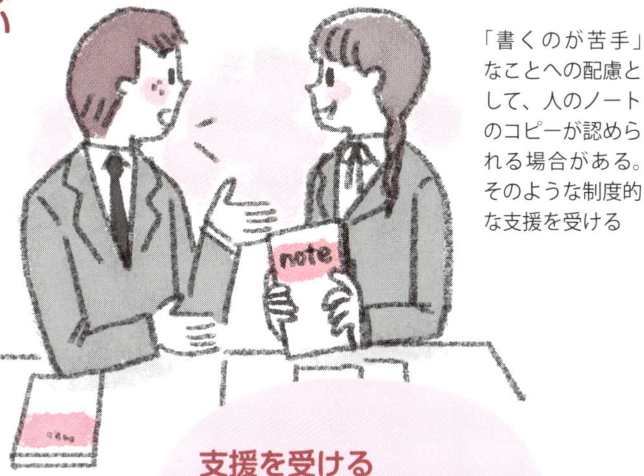

「書くのが苦手」なことへの配慮として、人のノートのコピーが認められる場合がある。そのような制度的な支援を受ける

支援を受ける

引き続き連携して対応するが、それに加えて、療育などの福祉的な支援制度や特別支援教育を利用する

15歳頃〜

高校や大学への進学と支援の利用を検討。「就労支援」もある（96ページ参照）

7〜15歳頃

就学後に「特別支援教育」の利用を検討することもできる。学校などで進路相談をはじめる

対応しきれないことには支援を

子どもの特性を理解し、生活環境を調整すれば、その子の困難は軽減します。それが家庭や学校での対応の基本です。

しかし、環境の調整だけで生活上の支障がすべて解消するとはいいきれません。特性が強く出ていて、対応して困難を減らしても、生活上の支障が部分的に残ってしまうケースもあります。また、地域生活では環境を調整しきれないという場合もあるでしょう。

その場合には支援制度（八六〜九七ページ参照）の利用を検討してください。制度を利用すれば、家庭や学校だけでなく、地域でも支援を受けやすくなります。

支援①

「発達障害者支援法」など法的なうしろだてがある

発達障害に関わる主な法律

障害者基本法

障害者の自立や社会参加のための支援などについて、そのための施策の基本的理念を定めたもの。2011 年に改正され、その対象に発達障害も含まれることとなった。

そのほかの法律

障害者の支援に関する法律として、ほかに「知的障害者福祉法」や「障害者差別解消法」(88ページ参照)などがある。

発達障害者支援法

発達障害がある人への支援を定めた法律。乳幼児期から高齢期までの支援の必要性が明記され、教育や就労などの場での具体的な支援が定められている。この法律では支援の目的が「社会的障壁」の除去とされている。

支援法では発達障害が「自閉症、アスペルガー症候群その他の広汎性発達障害、学習障害、注意欠陥多動性障害その他これに類する脳機能の障害であってその症状が通常低年齢において発現するもの」と定義されています。支援の多くは、この定義にそって実施されます。

POINT

どんな支援？

支援が法的に定められている

発達障害の子どもには支援が必要だということは、法的に認められています。「発達障害者支援法」という法律があり、支援の目的や内容が定められているのです。

公的な支援を知っておく

生活や教育、就労など、さまざまな場面での支援が法的に定められている。どのような支援が受けられるか、制度を知っておきたい

生活面の支援

発達障害の子には、生活面の支援として、その子に合った「合理的配慮」をすることや、その子の発達を支える「療育（治療的な教育）」をおこなうことが定められている。その際に、発達障害や発達の特性があることの認定を受ける必要が生じる場合もある。（88・90・92ページ参照）

教育面の支援

教育面では、幼稚園や学校で「特別支援教育」をおこなうことが定められている。教育機関は必要に応じて、子ども一人ひとりに個別支援計画や個別指導計画を立て、その子に合った教育をおこなう。
（94ページ参照）

就労面の支援

就労や、就労後の定着を支援することも定められている。国や都道府県は企業などの雇用主と連携し、発達障害の人のスキルの評価や、就労の機会の確保、特性に応じた雇用管理などをおこなうように明記されている。（96ページ参照）

こんな風に理解しよう ○

支援を受ける権利がある

発達障害の子には、困っていることに対して、福祉的・教育的な支援を受ける権利があります。生活上の支障がある場合には、躊躇（ちゅうちょ）せず、必要な支援を求めましょう。

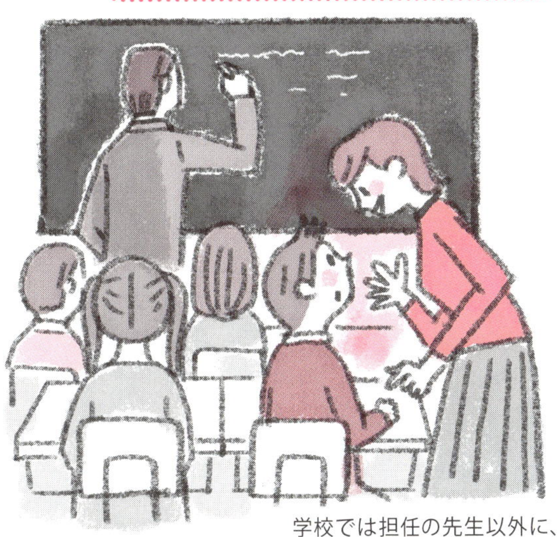

学校では担任の先生以外に、サポートの先生が加わり、子どもを支援する場合がある

これは誤解です ×

障害者は支援を受けるべき

法律で定められているのは、必要に応じて支援を受けられるということ。障害がある子が絶対に支援を受けなければいけないわけではありません。

支援②

「合理的配慮」は関係者といっしょに考えるもの

「座席配置の工夫で、子どもが集中しやすい環境を整える」など、本人とまわりの人、双方にとって合理的な配慮を考える

合理的配慮の例 POINT

- 座席の配置を調整する
- 黒板のまわりの掲示物を整理する
- いすの脚に緩衝材をつけて物音を調整する
- 空調の温度や音を調整する

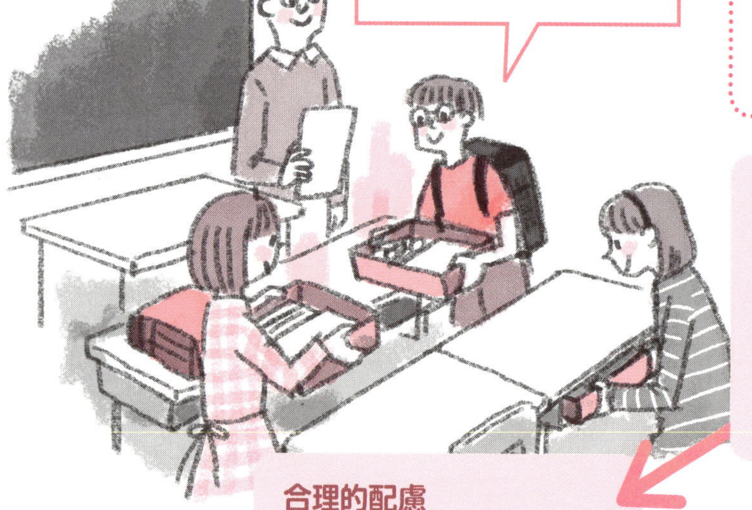

どんな支援？

子どもへの配慮を相談する

特性によって子どもの生活に支障が出ている場合には、その点への配慮を求めることができます。関係者と相談し、実現可能で合理的な配慮を考える必要があります。

障害者差別解消法

国連の「障害者の権利に関する条約」の締結に向けて、整備された法律。役所や事業者などが障害を理由にしてサービスの提供を拒否することを禁止している。

障害者差別解消法に基づいて、合理的配慮が検討される

合理的配慮

障害のある人が支援を希望した場合に、役所や事業者などが、負担が重くなりすぎない範囲でおこなう配慮のこと。

園や学校に配慮を求める場合は、まず担任の先生に相談を。子どもをよくみている担任の先生との間で信頼関係を築きながら、必要に応じて園長や校長などの管理職に話を通してもらいましょう。

POINT

こんな風に理解しよう

まずは子どもを知ってもらう

合理的配慮を求めるときは、最初から配慮を要望するのではなく、まずは子どもを知ってもらうことからはじめましょう。そのほうが、話がスムーズに進みます。

優先度を考える

「あれもこれも配慮を」とお願いすると、相手の負担が重くなる。子どもがとくに困難を感じる、優先度の高いことにしぼりこむ

子どもを知ってもらう

最初から配慮を求めると、理解や合意を得にくい場合もある。まずは子どものことを、優先度の高い点を中心にして知ってもらう

配慮について相談する

相手が子どものことをある程度理解してから、配慮について相談する。どのような配慮が可能か、相手の状況を聞く

担任の先生から、学校の特別支援教育コーディネーターなどを紹介してもらい、相談するのもよい

これは誤解です

配慮されて当然と考える

「困っている人をたすけるのは当たり前」と感じるかもしれませんが、合理的配慮は本人の希望があって、はじめて検討されるものです。相手が配慮してくれるのを待つのではなく、必要であれば自分から相談しましょう。

支援③

支援を受けるために「手帳・受給者証」をもつ

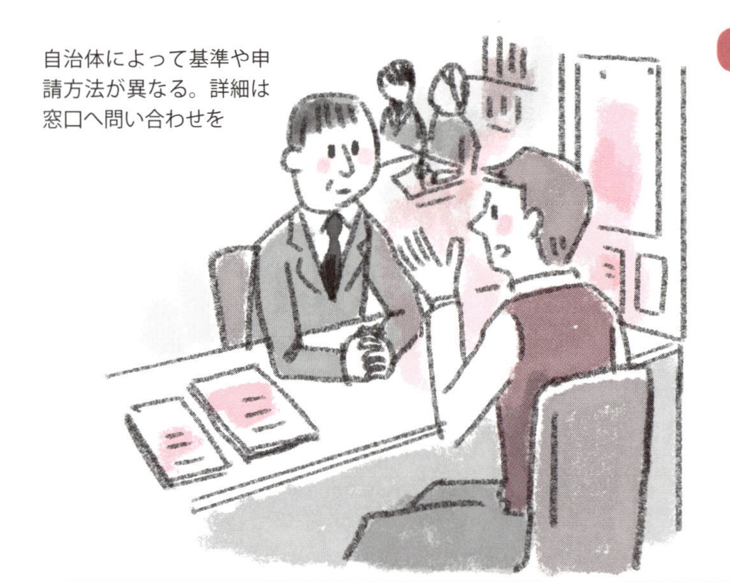

自治体によって基準や申請方法が異なる。詳細は窓口へ問い合わせを

どんな支援？

生活面の支援を受けられる

発達障害の子は、障害の程度について診断や判定を受けると、手帳や受給者証を取得することができます。生活面で、福祉的な支援を受けられます。

手帳

障害があることを認定する手帳。発達障害の子の場合、発達障害の診断で判定される「精神障害者保健福祉手帳」や、主に知的能力で判定される「療育手帳」が取得できる。取得すると税金の一部控除、運賃の割引、手当の受給などの支援が受けられる。

● **問い合わせ先は**
自治体の福祉事務所や福祉窓口

受給者証

障害がある人が福祉的な支援を受けるための証書。発達障害の子の場合は「障害児通所受給者証」などを取得できる。取得すると各種機関の療育を利用でき、その自己負担額が1割に軽減されるなどの支援が受けられる。

● **問い合わせ先は**
自治体の福祉事務所や福祉窓口

「放課後に療育を利用したい」など、自分たちの希望に手続きが必要かどうかを調べる
9

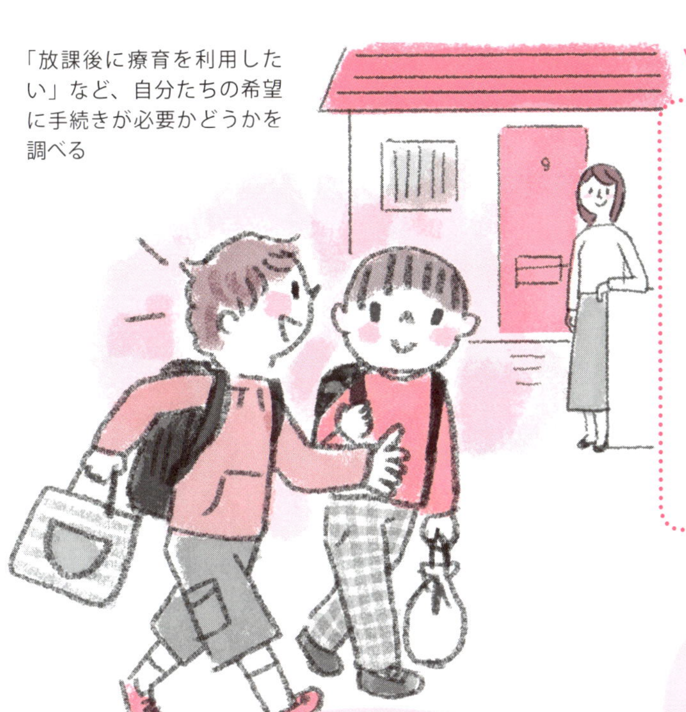

こんな風に理解しよう

支援を受けるための手続きとして

手帳や受給者証を取得するのは、福祉的な支援を受けやすくするためです。名称に「障害」という言葉がつくため、抵抗を感じる人もいるかもしれません。しかし、支援を受けたい場合に申請すればよいものとして、理解してください。

必要な支援を考える

子どもに必要な支援を専門家と相談しながら考える。制度を利用する場合の条件を確認する

支援のために取得する

制度利用に手帳や受給者証が必要になる場合がある。書類をそろえて申請する

「療育」などを利用する場合に、受給者証などが必要になることがあります。利用を検討している段階で、担当者から説明がありますので、くわしくは担当者と相談してください。

POINT

これは誤解です

取得しなければいけない

手帳や受給者証の取得は、義務ではありません。支援が必要な場合に、取得を検討しましょう。取得条件は、自治体の福祉窓口に確認してください。

支援④

子どもに合った「療育」の選び方

専門知識をもつ指導員や保育士、心理士、医療スタッフなどが療育を担当する

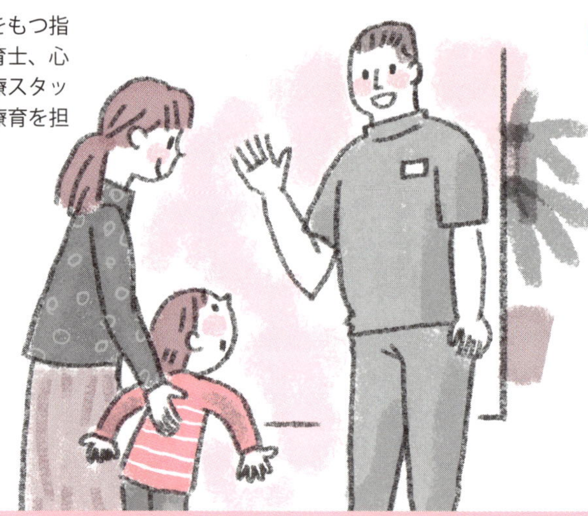

どんな支援？

子どもに合った教育を受ける

発達の特性がある子は、その子のために個別に設定された「療育」を受けると、一般的な教育を受けるよりも、力が伸びやすくなります。

療育

子どもの状態に合わせて、治療的に配慮された教育。児童発達支援センターや児童発達支援事業所などの療育機関で、受けることができる。

児童発達支援センター

- 地域療育の中心的な存在
- 母体は自治体や社会福祉法人など
- 専門性の高いところが多い
- 親への支援が充実している
- 関係機関との連携が強い

児童発達支援事業所

- 地域に新設された事業所
- 2012 年の法改正以降に新設
- 母体は株式会社や NPO 法人など
- 事業所ごとの独自性が強い
- 預かり保育や余暇支援、学習支援など活動が多様
- 数が多く、質が一定でない

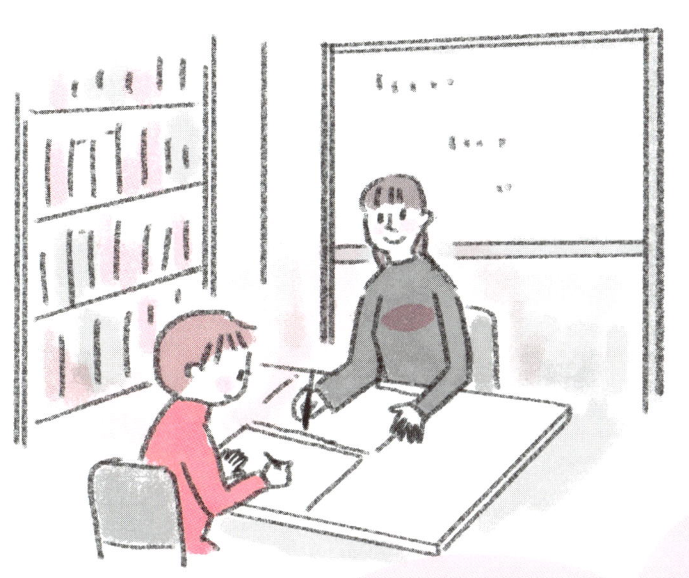

親も子も勉強面の支援を希望しているのなら、そこに力を入れている機関を探して利用する

こんな風に理解しよう

親子それぞれの目的を考える

　療育機関はそれぞれに、生活や勉強、運動、身のまわりのこと、対人関係など、力を入れていることが異なります。親子それぞれの目的に合った療育を選びましょう。

親にとっての目的

子どもの課題、親としての希望などを整理する。そのうえで療育機関を見学し、目的に合ったものを選ぶ

子どもにとっての目的

本人が「行きたい」と思えることが重要。見学や体験を通じて本人の感想を聞き、意欲的にとりくめる療育を選びたい

本田先生のワンポイント解説

親支援をしているところがおすすめです

　療育機関のなかには、親との面談を定期的におこなうなど、親支援に力を入れているところがあります。親の子育てへのサポートにもなるため、おすすめです。
　スタッフと話しやすく、子どもが受けている療育をよく理解できるというのもポイントです。

これは誤解です

できるかぎり多く利用する

　多様なサービスがある以上、多くの療育を利用し、より多くの体験をさせるのがよいと感じるかもしれませんが、それでは刺激が多すぎます。週に１～２ヵ所程度にしましょう。

支援⑤

幼稚園から高校までの「特別支援教育」

どんな支援？

学校などで適切な支援を受ける

学校や一部の幼稚園で、子どものニーズに合った適切な支援を受けること。状態によって、受けられる支援の形態が異なりますが、ここでは発達障害の子の場合を解説します。

特別支援教育

子ども一人ひとりに適切な支援をおこなう教育。障害の種類で支援を決定するのではなく、子どもの教育的なニーズに合った個別支援計画を立て、支援や指導を実施する。

通級指導教室

- 通常学級に在籍しながら定期的に利用する小規模なクラス
- 教科学習や集団活動などへの支援
- 一般の小・中学校の一部に設置されている（2018年から一部の高校にも設置）

特別支援学校

- 特別支援のための学校。在籍して利用する
- 自立や社会参加に向けた主体的なとりくみへの支援
- 幼稚部から高等部まである

特別支援学級

- 特別支援のための小規模クラス。在籍して利用する
- 教科学習や集団活動などへの支援
- 一般の小・中学校に設置されている

就学の流れの例

年長の４月

４月頃
主治医などに
就学を相談

５～６月頃
教育委員会の
就学説明会に参加

６～９月頃
教育委員会に相談

通学予定の学校で
見学・相談

年長の 10 月

10 ～ 12 月頃
就学時健康診断

12 ～ 2 月頃
教育委員会の
判断が出る

親が進学先を
決める

小学１年生の４月

４月以降
特別支援教育
スタート

こんな風に
理解しよう

利用しながら見直していくもの

特別支援教育を利用する場合、地域の教育委員会で支援が必要だという判定を受ける必要があります。通常は通学先の学校や教委との相談を通じ、時間をかけて支援の必要性を検討します。検討の結果、最終的には親が判断し、支援の形態を決定します。

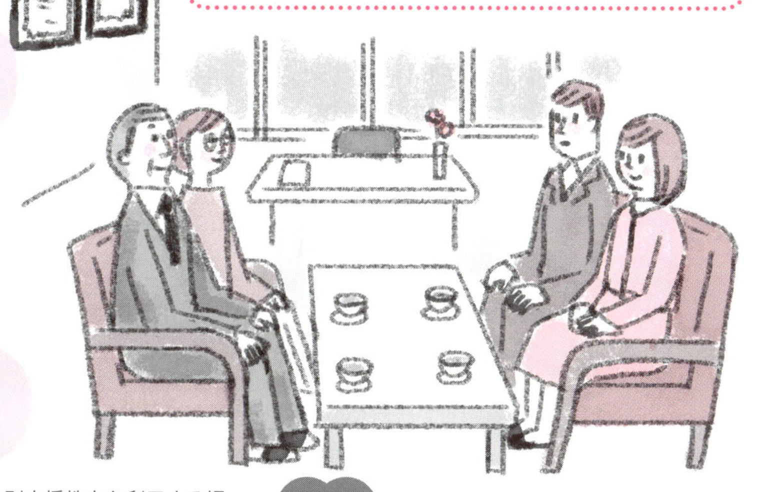

特別支援教育を利用する場合は、通学先の学校長と面談し、子どものことを伝える。事前に医療機関や療育機関などに相談し、伝える内容を整理しておくとよい

これは
誤解です

小１の４月までに決めるもの

小学１年生の４月までに利用を決めなければいけないわけではありません。４月以降でも申請はでき、就学後の成長によって毎年見直すことも可能です。あせらずに検討しましょう。

支援⑥

成人期には「就労支援」も受けられる

就労支援機関では履歴書の添削や面接の練習といった具体的な形で支援を受けられる

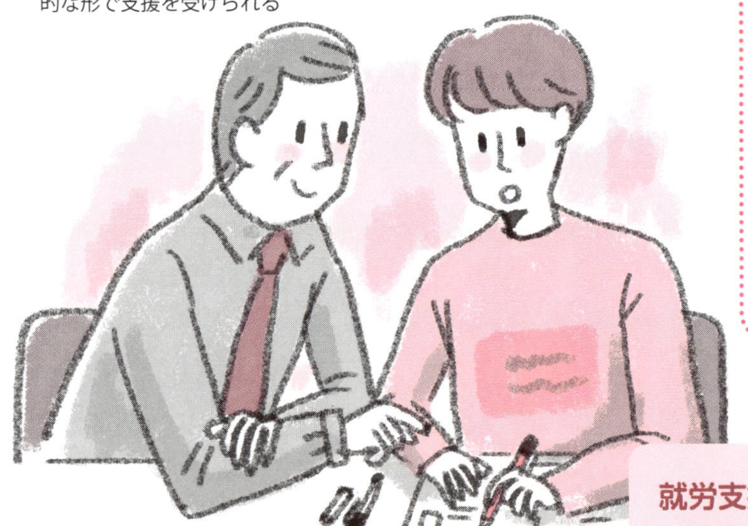

どんな支援？

仕事の選択や定着のサポート

成人期には、福祉的な支援として、就労や就労後の職場定着をサポートする制度が利用できます。地域の障害者職業センターなど、就労支援機関に相談しましょう。

就労支援

仕事につくことの支援。ハローワークや障害者職業センターなどの就労支援機関が担当者をおき、支援プログラムを実施している。一般就労と障害者就労を比較検討できる。支援を受けるために手帳の取得が必要になる場合もある。

職場定着の支援

仕事についたあとの支援。障害者職業センターなどがジョブコーチを職場に派遣し、本人と職場との意思疎通などをサポート。合理的配慮の検討などもおこなう。また、障害者就業・生活支援センターには生活面の相談ができる。

職場が職員に求めているスキルを確認します。また、特性がある場合にどのような配慮が受けられるか、現実的な可能性を検討していきます。 POINT

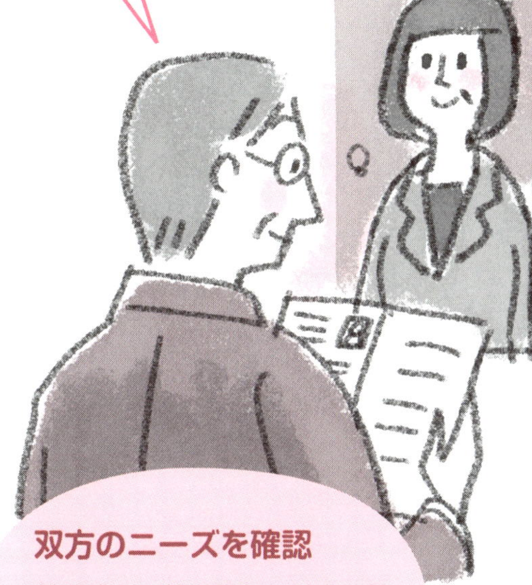

こんな風に理解しよう

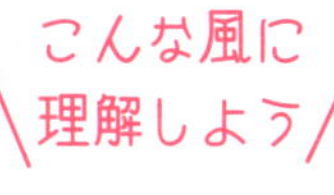

本人に合った進路を探す

公的機関から就労支援を受けることはできますが、職場がその支援にどこまで連携するかは、職場の理念や制度によって異なります。本人の希望と職場のニーズがマッチする進路を探すことが重要です。

本人と職場の担当者、ジョブコーチなどの支援者が面談し、互いのニーズがマッチするかどうか検討する

本人自身が、自分のスキルや苦手なことを確認します。成人期には本人が自分の特性を理解し、説明できるようになることが重要です。 POINT

双方のニーズを確認

就労時も、就労後も、対応は基本的に同様。まずは支援機関のサポートを受けながら、本人の希望と職場のニーズを確認する

マッチングを探す

互いのニーズがマッチすれば、支援を受けながら就労を継続できる可能性が高い。マッチしなければ、別の職場や仕事を検討する

これは誤解です

会社にも特別支援がある

学校には特別支援教育制度がありますが、会社には特別支援就労という制度はありません。支援の内容や程度は会社の判断によります。ニーズに合う職場を探しましょう。

COLUMN

親亡きあとの成年後見制度

成人期には、資産管理などを支援する制度も利用できる場合があります。
親亡きあとの生活に備えることができます。

資産などを管理する制度

成人期に、発達障害の人が資産や住居などの管理をひとりですることが難しいときには、支援制度を利用できる場合があります。

成年後見制度という制度で、判断力が不十分な人のために後見人などの支援者をつけ、法的な行為をサポートするというものです。

利用には条件があり、発達障害では、知的障害が並存しているなどの状態で判断力が弱いと考えられる場合にのみ、利用できます。

子どもの場合、あらかじめ親族などを成年後見人、弁護士などの専門家をその監督人にして、親亡きあとの生活の準備をすることができる場合があります。

制度の利用を希望する人は、自治体の福祉窓口などに、詳細を問い合わせてみましょう。

成年後見制度

障害者や高齢者など、判断能力が不十分な人を支援する制度。資産管理や各種契約などに関する法的な行為を、成年後見人や保佐人、補助人に指定された人がサポートする。法定後見制度と任意後見制度の2種類がある

利用を検討する場合は自治体の福祉窓口や家庭裁判所、公証役場に相談する

必要書類を準備して申請。家庭裁判所で後見人などが選任され、制度の利用がスタートする

■ 監修者プロフィール

本田秀夫（ほんだ・ひでお）

信州大学医学部子どものこころの発達医学教室教授。特定非営利活動法人ネスト・ジャパン代表理事。精神科医。医学博士。

1988 年、東京大学医学部を卒業。同大学附属病院、国立精神・神経センター武蔵病院、横浜市総合リハビリテーションセンター、山梨県立こころの発達総合支援センター、信州大学医学部附属病院をへて、2018 年から現職。日本自閉症協会理事。

専門は発達障害の診療。約 30 年にわたって発達障害の子どもと大人の診察・支援をおこなっている。主な著書に『自閉症スペクトラム 10 人に 1 人が抱える「生きづらさ」の正体』（ソフトバンク クリエイティブ）、『自閉症スペクトラムがよくわかる本』（監修、講談社）など。

● 取材協力
平野亜紀
（横浜市戸塚地域療育センター）

● 編集協力
石川 智、オフィス 201

● カバーデザイン
岡本歌織（next door design）

● カバーイラスト
祖敷大輔

● 本文デザイン
南雲デザイン

● 本文イラスト
植木美江

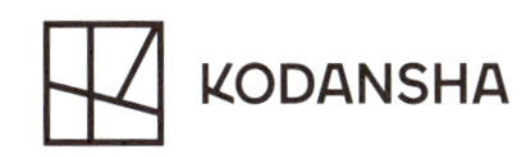

健康ライブラリー
発達障害がよくわかる本

2018年10月25日　第1刷発行
2024年 1 月18日　第7刷発行

監修	本田秀夫（ほんだ・ひでお）
発行者	森田浩章
発行所	株式会社 講談社 東京都文京区音羽２丁目12-21 郵便番号　112-8001 電話番号　編集　03-5395-3560 販売　03-5395-4415 業務　03-5395-3615
印刷所	TOPPAN株式会社
製本所	株式会社若林製本工場

N.D.C.493　98p　21cm

ISBN978-4-06-512941-8

■ 参考文献・参考資料

本田秀夫著『自閉症スペクトラム　10 人に 1 人が抱える「生きづらさ」の正体』（ソフトバンク クリエイティブ）

本田秀夫著『自閉スペクトラム症の理解と支援　子どもから大人までの発達障害の臨床経験から』（星和書店）

本田秀夫著『子どもから大人への発達精神医学　──自閉症スペクトラム・ADHD・知的障害の基礎と実践──』（金剛出版）

雑誌『精神科治療学』第 32 巻 12 号（星和書店）より
「特集　大人の発達障害」

雑誌『精神科治療学』第 33 巻 4 号（星和書店）より
「特集　対人関係をめぐる精神科臨床」

齊藤万比古／小枝達也／本田秀夫編集『知ってほしい乳幼児から大人までの ADHD・ASD・LD　ライフサイクルに沿った発達障害支援ガイドブック』（診断と治療社）

柘植雅義監修、本田秀夫編著『発達障害の早期発見・早期療育・親支援』（金子書房）

本田秀夫／日戸由刈編著『アスペルガー症候群のある子どものための新キャリア教育　──小・中学生のいま、家庭と学校でできること』（金子書房）